Bemerkungen
über die
asiatische Cholera.

Mitgetheilt
in einem Berichte
über
das Cholera-Hospital No. I.
zu Berlin,

von
dessen dirigirendem Arzte
Doctor Romberg.

(Besonders abgedruckt aus *Hufeland's* und *Osann's* Journal d. prakt. Heilkunde Februar-Heft 1832.)

Berlin, 1832.
Gedruckt und verlegt
bei G. Reimer.

Vorgelesen in der Medicin. Chirurg. Gesellschaft den 10. Februar 1832.

Nach Ablauf eines fünfmonatlichen Zeitraumes, in welchem unsere Stadt von der asiatischen Cholera heimgesucht worden ist, dürfte es von Interesse seyn, die darauf sich beziehenden wichtigeren ärztlichen Beobachtungen und Forschungen kennen zu lernen. und so glaube auch ich meinen Berufsgenossen durch diese Mittheilung nützlich zu werden, welche Ergebnisse einer grofsen Hospitalpraxis (fast des fünften Theils sämmtlicher Cholera-Kranken Berlins) enthält, und vor allem naturgetreue, wahrhafte Schilderung des Gesehenen als gröfsten Vorzug erstrebt.

Summarische Uebersicht
der vom 6. September 1831 bis 31. Januar 1832 in das Hospital No. I. aufgenommenen Cholera - Kranken.

Die Zahl der von mir behandelten Cholerakranken beträgt 414. *)

Von diesen sind *männlichen* Geschlechts 211.
weiblichen — — 203.

Gestorben sind		Genesen sind	
männl.	*weibl.*	*männl.*	*weibl.*
149	123	62	80
272.		142.	

Und zwar:

Im Monate September 1831

Im Alter		starben männl.	starben weibl.		genasen männl.	genasen weibl.
von 1 — 10 Jahren	.	4	5	—	8	4
— 11 — 20 —	.	7	3	—	—	8
— 21 — 80 —	.	10	4	—	4	7
— 31 — 40 —	.	26	13	—	5	6
— 41 — 50 —	.	15	14	—	5	5
— 51 — 60 —	.	10	8	—	1	5
— 61 — 70 —	.	8	9	—	3	—
— 71 — 80 —	.	1	3	—	—	—
— 81 — 90 —	.	—	1	—	—	—
		81	60	—	26	35
		141.			61.	

*) In dieser Zahl sind 43 Individuen des Dienstpersonals nicht einbegriffen, die nur an den Prodromialzufällen der Cholera gelitten haben und schnell wieder hergestellt wurden. Todt wurden fünf, und von andern Krankheiten Befallene 50 nach dem Hospitale gebracht, so daſs die Totalsumme sich auf 512 beläuft.

Im Monate October 1831

Im Alter		starben männl.	starben weibl.		genasen männl.	genasen weibl.
von 1—10 Jahren	.	7	9	—	5	8
— 11—20 —	.	5	3	—	3	3
— 21—30 —	.	7	6	—	3	5
— 31—40 —	.	13	11	—	5	7
— 41—50 —	.	8	8	—	6	10
— 51—60 —	.	6	10	—	—	4
— 61—70 —	.	6	8	—	1	—
— 71—80 —	.	—	1	—	1	1
		52	56	—	24	38
		108.			62.	

Im Monate November 1831

Im Alter		starben männl.	starben weibl.		genasen männl.	genasen weibl.
von 1—10 Jahren	.	2	—	—	2	1
— 11—20 —	.	2	—	—	1	1
— 21—30 —	.	—	—	—	2	1
— 31—40 —	.	3	3	—	4	2
— 41—50 —	.	5	3	—	1	2
— 51—60 —	.	1	1	—	—	—
— 61—70 —	.	1	—	—	—	—
— 71—80 —	.	1	—	—	—	—
		15	7		10	7
		22.			17.	

Im Monate December 1831

Im Alter		starben männl.	starben weibl.		genasen männl.	genasen weibl.
von 40—50 Jahren	.	—	—	—	1	—
— 61—70 —	.	—	—	—	1	—
					2.	

Im Monate Januar 1832

Im Alter	starb männl. Geschl.
von 30 — 40 Jahren . . .	1.

Von den Verstorbenen

wurden sterbend gebracht . . .	5
starben in den ersten 6 Stunden . .	97
— — — 12 — . .	63
— — — 24 — . .	33
— — — 48 — . .	27
— — — 72 — . .	15
— — — 96 — . .	14
— — — 120 — . .	10
— — — 144 — . .	4
— — — 7 Tagen . .	1
— — — 11 — . .	1
— — — 14 — . .	2
	272.

Die *Genesenen* (142 an der Zahl) brachten 1908 Tage in der Heilanstalt zu, so daſs im Durchschnitt auf jeden $13\frac{3}{8}$ Tage kommen. Die in der Anmerkung Seite 4 erwähnten 42 vom Dienstpersonale konnten nach Verlauf dreier Tage wieder ihren Dienst antreten.

Bild der Krankheit.

Die unbefangne Beobachtung lehrte mich zwei Hauptformen der Krankheit im Hospitale unterscheiden, wovon ich die eine nach ihrer hervorstechenden Erscheinung, den Ausleerungen, *Cholera eccritica* (ἐκκρίνειν, Ausleeren), die andere, nach dem Erlöschen der Arterien- und Herzpulsation, *Cholera asphyctica* neque.

I. Die Cholera eccritica

bot mir folgende Züge dar:

Häufige Ausleerungen des Darmkanals nach oben und unten, niemals gleichzeitig, sondern jede für sich, in längeren oder kürzeren Intervallen, mehrentheils mit prävalirendem Durchfalle. Das *Erbrechen* erfolgt fast immer stofsweise, ohne alle Anstrengung, ohne vorhergehendes oder nachfolgendes Ekelgefühl, auf ähnliche Weise wie bei hydrocephalischen Kindern, beim Aufrichten des Kopfes. Der *Durchfall* findet meistens ohne Leibschmerzen Statt. Die erbrochne Flüssigkeit ist verschieden von der purgirten. Die erstere ist von gelblicher oder brauner Farbe, mit grauen, schwärzlichen Zasern und Flocken, öfters mit Kupfersatz-ähnlichen Massen untermischt; die letztere entweder wasserhell, mit weifslichen, grauen schwimmenden Flocken, die ihr das Ansehen von Reiswasser geben, oder homogen aschgrau wie Hafergrütze, oder hellgelb mit eingemischter, der Kleie ähnlichen Substanz, die sich auf dem Boden des Gefäfses ansammelt, und beim Schütteln und Umrühren zum Vorschein kommt. Nur in 2—3 Fällen hatte die aus dem Magen entleerte Flüssigkeit dasselbe Ansehen, wie die purgirte. In der Geruchlosigkeit stimmen beide überein; nur in den Harnausleerungen liefs sich öfters ein fader, dem des Eiweifses zu vergleichender Geruch wahrnehmen. Gegen das Lackmuspapier reagirten gewöhnlich die gebrochne und purgirte Flüssigkeit sauer; so werden auch mehrere blecherne Brechnäpfe und Stechbecken aufbewahrt, wo durch die in jenen Stoffen enthaltne Säure das Metall angegriffen worden ist, und ein dem *Moiré metalli-*

que ähnliches Ansehen darbietet. Eingetröpfelte Sublimatsolution präcipitirte mehreremale Eiweifsflocken aus der wasserhellen oder aschgrauen *ex ano* entleerten Flüssigkeit. — Wie frequent und copiös auch die Ausleerungen seyn mochten (wiewohl die purgirten Stoffe in letzterer Hinsicht den erbrochnen nachstanden), niemals sah ich die Kranken, welchen Alters und Geschlechts sie auch waren, dadurch in einen ohnmachtähnlichen Zustand verfallen.

Schwäche der Herz- und Arterienpulsation. Die letztere ist am Handgelenke oft so klein und fadenförmig, dafs sie bei etwas stärkerem Fingerdruck sofort verschwindet, und es einer geübten Hand bedarf, um den Puls noch fühlen zu können, was von so gröfserer Wichtigkeit ist, weil es, nach meiner Ueberzeugung, keine andre Krankheit giebt, in welcher dem Pulse ein so entschiedner semiotischer Werth beizulegen ist, als die Cholera. Die Frequenz variirt von 80—100—120 Schlägen, je nach dem Alter, Geschlecht und Constitution der Kranken, doch ohne Exacerbationen, so dafs am Abend dieselbe Zahl der Pulsschläge sich darbietet wie am Morgen. Der Rhythmus ist, wenige Fälle ausgenommen, gleichmäfsig, und selbst in diesen wenigen, z. B. bei einer an hysterischen Zufällen vor dem Ausbruch der Cholera leidenden Wittwe, zweifelhaft, ob nicht die Ungleichheit und Intermission des Pulses bereits längere Zeit vor der Krankheit Statt gefunden hatte. Das Verhältnifs des Pulses zur Respiration ist normal; drei bis vier Schläge auf den Athemzug.

Die beim Aderlafs geöffneten Venen lassen träge ein *dickes*, *schwarzes Blut* auströpfeln, welches beim Gerinnen nur sehr wenig Serum absetzt, und dessen Blutkuchen klumpig, und schmutzig-glänzend ist.

Die Respiration ist in der Mehrzahl der Fälle ruhig, leise, und so oberflächlich, dafs sie kaum zu bemerken ist. Die ausgeathmete Luft kühl.

Schwäche und Klanglosigkeit der Stimme, welche jedoch bei Einwirkung schmerzerregender Eindrücke vernehmlich und laut wird.

Verminderung der Wärme, verschieden der Extensität und Intensität nach. Am stärksten zeigt sich die Kälte in den prominenten Theilen des Körpers, in der Nasenspitze, den Wangen, Ohren, Händen, Füfsen, in der Zunge und Mundhöhle; minder stark in der Achsel- und Weichenhöhle, den Oberarmen und Schenkeln; niemals in der Stirn und den Rumpfwänden, zumal den Bauchdecken, wo mehrentheils die Temperatur von der normalen nicht nur nicht abweicht, sondern selbst einen höheren Grad behauptet.

Hemmung der Urinabsonderung und Transpiration. Die Haut ist trocken, welk und teigigt anzufühlen, und behielt die besonders am Halse und Unterleibe leicht aufzuhebenden pastösen Falten längere Zeit bey.

Starker Durst, mit Begierde nach kaltem Getränk.

Schmerzhafte Muskelcontractionen, besonders der Waden, seltner der Zehen, Finger und Hände, die bald häufiger, bald seltner sich einfinden.

Gesichtsausdruck, karakteristisch durch das Zurücksinken des Auges, durch das Aufwärtsrollen der Augäpfel bei von einander klaffenden Augenlidern, wobei gewöhnlich das untere Segment der Hornhaut sichtbar bleibt, und durch das Hervortreten der Wangenknochen, wodurch in markirten Fällen das Gesicht etwas Mongolenartiges bekommt.

Es ist demnach ein grofser Irrthum oder Mifsbrauch, wenn man das Cholera Gesicht eine *facies hippocratica* nennt. Der wesentliche Zug des letzteren, das durch Zusammenfallen der Nasenflügel, Spitzwerden der Nase, ein durch Lähmung des respiratorischen Gesichtsnerven (des *Nerv. facialis*) bedingter Zustand fehlt dort ganz und gar; auch sind die Schläfen selten eingezogen.

Gesichtsfarbe blafs, am unteren Augenlide braun schattirt oder livide.

Bewufstseyn frei.

Die *Functionen der Sinne*, mit Ausnahme lästigen Ohrenbrausens und öfters erschwerten Gehörs, ungestört. Das *Gefühl* normal, aufser dafs die Kranken, mit wenigen Ausnahmen, die Kälte des eignen Körpers nicht empfinden, häufig sogar eine vermehrte Wärme, und die Neigung haben sich aufzudecken.

Ungestörte Thätigkeit der willkührlichen Muskeln. Die Kranken haben mehrentheils die Kraft sich aufzurichten, und die Glieder frei nach allen Richtungen hin zu bewegen.

II. Die Cholera asphyctica

gab sich mir in folgenden Merkmalen zu erkennen.

Pulslosigkeit, vorzüglich in den vom Herzen entfernteren Arterien, namentlich der Extremitäten, während die Carotiden dem genaufühlenden Finger ein leises Beben oder Pulsiren darbieten, der Herzschlag hingegen selbst mittelst des Sthetoscops gar nicht oder nur undeutlich und schwirrend gehört wird. — Nachblutung aus Blutegelstichen erfolgt niemals während des Bestehens der Cholera. Auch Schnittwunden bluten nicht, und haben ganz das Ansehen, wie die an einem Cadaver gemachten.

Untergang der Wärme, ausgenommen in den Rumpfwänden, zumal den Bauchdecken. Füfse, Hände, Backen, Nase, Zunge sind eiskalt, und geben diese ihre Temperatur durch den Thermometerstand kund, welchen ich in einem Falle an die Wangen applicirt auf + 13° R. fallen sah. Durch heifse Bäder oder Fomentationen gelingt es zwar eine Wärme mitzutheilen, allein nur eine oberflächliche, die wie am Cadaver oder unorganischen Körper schnell wieder verfliegt.

Livide Farbe, besonders der Wangen, Lippen, Seitenflächen der Nase, der Umgegend der Augen und der Ohren. Die Oberfläche der Hände und Füfse ist von einem Schiefer-Grau; die Nägel sind schwarzblau, besonders an den Fingern. Die Haut des Rückens, der Arme und Schenkel hat ein violett marmorirtes oder blaustreifiges Ansehen; die der Brust- und Bauchwandungen niemals. — In der Bindehaut des Auges zeigen sich injicirte Gefäfse, öfters Sugillationen, nach dem inneren Nasenwinkel hin, zuweilen auch dunkelbraune schwärzliche halbkreisförmige Flecke am untern Theil der Sclerotica.

Runzeln und Längefalten der Haut an den Fingern, in schwächerem Grade an den Zehen.

Klebriger, zäher, kalter Schweifs über Gesicht und Extremitäten verbreitet, so dafs die Berührung ein ähnliches widriges Gefühl wie das eines Frosches erweckt.

Erschwerte, hörbare Respiration, öfters wie aus einem hohlen Fasse hervordröhnend.

Angstgefühl, abgespiegelt in den Gesichtszügen oder durch Incitation und Veränderung der Lage, von der Rücken- in die Seitenlage, erkennbar.

Abnahme oder Stillstand der Ausleerungen nach oben und unten, besonders des Erbrechens, wobei der Unterleib eine teigigte Beschaffenheit annimmt, und die Anfüllung und Schwappung der Gedärme sich deutlich durch die Bauchdecken hindurch fühlen läfst. Die in längeren Intervallen zurückkehrende Diarrhöe leert nicht blofs weifsgraue, flockige Massen aus, sondern auch nicht selten *blutige* von verschiedener Farbe und Beschaffenheit, entweder von dem Ansehen des Fleischwassers und flockigt, oder in seltneren Fällen scharlachroth, oder öfters dunkelroth, klumpigt, mit eingemischten Lymphconcrementen, die wie Fleischstückchen aussehen, von fauligten, sphacelösen Geruche.

Hemmung der Urinsecretion.

Ungestörte Intellectualität bei vollkommener Indolenz des Gemüths. Die Kranken beantworten die Fragen mit Besonnenheit, allein sie haben aufser nach kaltem Getränke, keinen Wunsch und kein Begehr. Die karakteristischen Züge des menschlichen Antlitzes, Lächeln und Weinen, sind aus ihrem Gesichte verschwunden; ich sah Mütter thränenlos bei dem Hinsterben ihrer Kinder, gleichgültig bei der Kunde von ihrer Genesung.

Klanglosigkeit der Stimme, und *Unempfindlichkeit der Luftröhre*, welche nach mehreren an asphyctischen Cholera-Kranken von mir angestellten Versuchen oft so bedeutend ist, dafs Ströme von Benzoë-Dämpfen eingeathmet werden können, ohne Husten zu erregen.

Integrität der willkührlichen Muskelbewegung, zuweilen so vollkommen, dafs die bereits pulslosen Kranken zu Fufs nach dem Hospital kommen konnten.

Tonische Krämpfe der Waden- Finger- und Zehenmuskeln, seltner der Schenkel- und Bauchmuskeln, wodurch sich die letzteren Faustdick zusammenballen, und Sugillationen in den Hautdecken zur Folge haben. Häufig habe ich Extensionen der Zehen und Unterschenkel gesehen, mit Einwärts- und Umbiegen des äufseren Fufsrandes, zuweilen in einem solchen Grade wie bei Klumpfüfsen.

Modificationen dieser Formen nach Alter, Geschlecht, Constitution.

Im *kindlichen Alter* machte sich sehr häufig nebst den übrigen Zufällen der Cholera ein somnolenter oder selbst soporöser Zustand geltend, zu welchem sich öfters convulsivische Bewegungen, entweder des Kopfes (beständiges Hin- und Herwerfen) oder des Rumpfes und der Extremitäten hinzugesellen. So sah ich bei einem am 7ten September in dem Hospital verstorbenen 10jährigen Mädchen einen heftigen Opisthotonus mit Convulsionen der Extremitäten abwechseln.

Unter den Symptomen der asphyctischen Form ist bei Kindern die Runzel- und Faltenbildung der Finger seltner, und, wo sie vorhanden, schwächer ausgeprägt als bei Erwachsenen. Auch habe ich die blutigen Stühle, einen Fall ausgenommen, niemals bei Kindern wahrgenommen.

In dem *Greisesalter* ist der der Cholera eigenthümliche psychische Zustand, die Indolenz, am stärksten entwickelt, und die eben erwähnten Blutabgänge kommen hier am häufigsten vor.

Was das *Geschlecht* betrifft, so zeigen sich bei dem weiblichen die krampfhaften Muskelcontraktionen häufiger und schmerzerregender als bei dem männlichen. Auch hört man Frauenzimmer öfter über Kreuzschmerzen klagen als Männer. Die Sexualfunctionen sah ich durch die Cholera keine Unterbrechung erleiden. In einem Falle von asphyctischer Cholera trat die Menstruation zur bestimmten Zeit ein und dauerte fort. In einem andern Falle brach während der Catamenien die Cholera aus, ohne dafs jene dadurch gehemmt wurden. Die Gravidität hatte bei zwei Weibern, wovon die eine im neunten, die andere im dritten Monat schwanger war, einen ungestörten Fortgang. Bei zwei Frauen dauerte die Lactation während der Cholera fort.

Unter den *individuellen Constitutionen* sind die athletischen diejenigen, welche am leichtesten von der asphyctischen Form der Cholera befallen werden.

Im Allgemeinen fand ich, dafs die an der Cholera Leidenden eine gesunde Organisation hatten und von keiner andern Krankheit heimgesucht waren.

Verlauf und Dauer.

Die Cholera zeichnet sich durch den *Mangel typischer Erscheinungen* aus. Es sind weder Intermissionen, noch Exacerbationen und Remissionen, noch überhaupt Veränderungen zu bestimmten Tageszeiten wahrnehmbar. Der Nachlafs einzelner Symptome, z. B. der Krämpfe, des Erbrechens u. s. f., ist in Bezug auf die Zeitfolge unregelmäfsig, und hat auf den Verlauf der Krankheit keinen Einflufs.

Die *Dauer* der Krankheit liefs sich im Allgemeinen, theils wegen der Unzulänglichkeit der Anamnese bei Hospitalkranken, theils wegen der Schwierigkeit, den Eintritt der Krankheit mit Sicherheit zu bestimmen, nicht mit der erforderlichen Genauigkeit festsetzen. Rechnet man die Dauer vom Eintritt der ersten Diarrhöe (denn mit Durchfall hatte die Krankheit bei den meisten begonnen), so waren gewöhnlich ein oder ein Paar Tage ohne ärztliche Hülfe hingegangen, und diese wurde erst dann für nothwendig erachtet, als Brechen, Krämpfe etc. hinzutraten, so daſs die ganze Dauer, den Aufenthalt im Hospitale mitgerechnet, sich auf 36—72 Stunden beliefe. Dies gilt besonders von der *Cholera eccritica.* Viel rascher ist der Verlauf der *asphyctica*, indem er oft nur auf wenige Stunden, vier bis fünf, wie ich mehreremal gesehen, im Durchschnitt auf 12 — 24, höchstens 36 Stunden beschränkt ist. Ausnahmen giebt es hievon, und ich selbst habe einen 12jährigen Knaben drei Tage lang ohne Puls und mit allen Merkmalen der asphyctischen Cholera im Hospitale liegen gesehen.

Ausgang.

Der Ausgang der Cholera ist dreifach, in Gesundheit, Tod, Nachkrankheit.

Die *Genesung* war der seltnere Ausgang, indem sie nur ein Drittheil sämmtlicher Kranken betraf. Der Karakter der Choleragenesung ist Rapidität mit Mangel materieller critischer Erscheinungen. Bezeichnet wird sie durch den Eintritt der gehemmten Se- und Excretionen, durch den Aufschwung der daniederliegenden Circulation, und durch eine regere gefühlvollere Theilnahme des Menschen, die sich von Tage zu Tage mehr ausspricht, so daſs von allen Kranken, die ich je gesehen, die von der Cholera Genesenden als die dankbarsten mir erschienen. — Galligte Färbung der ausgeleerten Stoffe, grünliche der erbrochnen, gelbliche und bräunliche der purgirten, Urinabgang, zuweilen in reichlicher Quantität, von heller citronengelber oder blasser Farbe, Wiedereintritt oder Heben des Pulses, Rückkehr der Wärme und des Hautturgors, — dies sind die Merkmale der Genesung. Häufig stellt sich auch *Singultus* ein, welcher in Verbindung mit dem Erbrechen grünspanfarbner Stoffe und fast immer als erwünschtes Zeichen erschien. Nicht selten brechen Eiterblasen, Furunkeln, Abscesse, besonders auf dem Rücken und den Extremitäten aus, welche zuweilen durch eine langdauernde Eiterung die Wiedererlangung der Kräfte verzögern. Seltner sind Exantheme, die mit *Roseola* oder *Varicella* Aehnlichkeit haben, öfters hingegen eine Desquamation der Epidermis, selbst in einem Falle, der Nägel.

Einige *Modificationen* in den die Genesung begleitenden Erscheinungen sind bemerkenswerth. Ich habe sehr oft die Wärme nicht gleichmäfsig zurückkehren, oder wenn dieses auch der Fall war, die Füfse, Hände und prominenten Theile des Gesichts von Zeit zu Zeit wieder verlassen gesehen, niemals jedoch einen bestimmten Typus hiebei wahrgenommen. Der Harnabgang stellt sich zuweilen erst später ein, ein, zwei, drei Tage nach Eintritt der galligten Stuhlentleerungen. Das Erbrechen dauert bisweilen fort — jedoch ohne dafs die günstige Bedeutung der übrigen Merkmale der Convalescenz hierdurch beeinträchtigt wird. — Die Schnelligkeit, mit welcher die Gesundheit zurückkehrt, ist verschieden; im kindlichen Alter und bei Männern geschah es rascher, oft bewundrungswürdig schnell, so dafs man den Kranken nicht wieder erkannte, der noch vor wenigen Stunden das Opfer der Krankheit zu werden schien. — Bei der asphyctischen Cholera, welche uns leider so äufserst selten Gelegenheit bietet, die Convalescenz zu beobachten, geht diese langsamer von Statten. — Das weibliche Geschlecht erholt sich langsamer als das männliche.

Bei keinem einzigen von einer *vollkommen ausgebildeten* Cholera hergestellten Kranken habe ich bis jetzt Gelegenheit gehabt, ein *Recidiv* zu beobachten.

Der

Der *Tod* ist der häufigste Ausgang, besonders der *Cholera asphyctica.* Tritt er bei der *eccritica* ein, so ist durchaus kein Uebergang in die asphyctische Form erforderlich; ja, nach meiner Erfahrung, findet ein solcher Uebergang gar nicht Statt, obgleich die meisten Auctoren die asphyctische Cholera als das letzte paralytische Stadium dieser Krankheit betrachten. Ich erinnere mich keines Falles in meinem Hospitale, wo bei Herannahen des Todes in der eccritischen Form die colossalen Symptome der *Asphyctica* sich entwickelt hätten. Diese bietet vom ersten Momente an ein eigenthümliches Gepräge, und bedarf keinesweges der *eccritica* als Durchgangsstufe, weder zum glücklichen noch zum unglücklichen Ausgang. — Der Tod selbst geht entweder vom Herzen, oder vom Gehirn aus. Im ersteren Falle ist der Uebergang vom Leben in Tod überraschend schnell; nachdem der Kranke noch eine Minute zuvor gesprochen, auf alle Fragen gehörig Bescheid gegeben hat, nachdem man kaum den Rücken von ihm gewendet, ist er bereits nicht mehr, und der Mangel irgend einer Entstellung in den Gesichtszügen unterhält den trügerischen Schein fortdauernden Lebens. — Geht der Tod vom Gehirn aus, so erlischt zuvor das Bewufstseyn, gewöhnlich nur eine kürzere, seltner eine längere Zeit. Convulsivische Bewegungen der Lippen und des Unterkiefers, häufig nur ein leises Beben und Zucken, zuweilen auch heftigere schnappende Bewegungen gesellen sich hinzu und sind die sichersten unfehlbaren Ankündiger baldigen Todes. Allgemeine Krämpfe, tonische und clonische, Trismus, Opisthotonus, Eclampsia zeigten sich nur selten und befielen gewöhnlich das kindliche Alter. — Der Lungentod, *Catarrhus suffocativus*, war der seltenste und betraf nur diejenigen Individuen, welche schon während des Lebens an bedeutender Dyspnoë und asthmatischen Zufällen gelitten hatten.

Nachkrankheiten stellen sich oft ein, und nehmen am haufigsten im Kopfe, seltener im Unterleibe, am seltensten in den Brustorganen ihren Sitz.

Das consecutive *Hirnleiden* trat am häufigsten unter typhöser Form auf, sehr selten unter apoplektischer, delirirender, niemals unter paralytischer; bei Kindern beobachtete ich einigemal den *Hydrocephalus acutus* mit seinen pathognomonischen Symptomen. — Das Herannahen des typhösen Zustandes gab sich mir an folgenden Merkmalen zu erkennen: Injection der Conjunctiva, Röthe des Gesichts, Glanz und Stierheit der Augen, vermehrte Wärme in der Stirn, Trockenwerden der Zunge, hörbare Respiration, Aufgetriebenheit und Empfindlichkeit der Präcordien, Verstopfung des Stuhlgangs und ein ungewöhnliches Gefühl von allgemeinem Wohlseyn, welches der Kranke auf die nach seinem Befinden an ihn gerichteten Fragen laut, selbst verwegen ausspricht. Nachdem diese Zufälle oft nur ein Paar Stunden, zuweilen aber auch einen halben oder ganzen Tag angedauert haben, tritt der typhöse Karakter deutlich hervor. Das Gesicht nimmt den eigenthümlichen stupiden Ausdruck an, wobei es bemerkenswerth bleibt, dafs die Augäpfel mehrentheils aufwärts gerollt sind, bei von einander stehenden Augenlidern, also auch in dieser Nachkrankheit das eigenthümliche Choleragepräge beibehalten. Der Kranke ist schlummersüchtig, kann jedoch leicht geweckt werden, er kennt dann auch die Umgebungen, antwortet mit schwerer Zunge, in lallendem Tone, verfällt aber sofort wieder in Sopor. Die *Meibom*'schen Drüsen sondern einen gelblich-grauen Schleim ab, die Nasenhöhlen werden fuliginös, die

Zähne bedecken sich mit einem braunen Anfluge, die Zunge wird belegt, in der Mitte braun, schwärzlich, an den Seiten und an der Spitze roth. Der Puls ist langsam, voll, öfters auch klein, gespannt, unregelmäfsig, frequent; der Athem laut, mit starker Bewegung der Brust- und Bauchmuskeln; die Temperatur ungleich, am Rumpfe erhöht, in den permanenten Theilen des Gesichts, in Füfsen und Händen gesunken; die Haut spröde, trocken; Abgang der Excremente ohne Wissen des Kranken.

Ein Hauptzug in dem Bilde dieser Nachkrankheit der Cholera ist der Mangel eines Typus, bestimmter Exacerbationen und Remissionen, wodurch sie sich sowohl von dem in Teutschland gewöhnlich mit dem Namen Typhus bezeichnetem Nervenfieber, als von der Intermittens, an welche oberflächliche Beobachter sie anreihen wollten, unterscheidet.

Die Dauer ist verschieden, von 24 Stunden bis auf mehrere, selbst 5, 6 bis acht Tage. Die Gefahr ist sehr grofs; von 55 in meinem Hospitale von dieser Nachkrankheit Befallenen starben 38, also über zwei Drittel. Erfolgt die Genesung, so geschieht es ohne wahrnehmbare critische Erscheinungen in den Excretionen, in Form der Lysis.

Trotz sorgfältigen Forschungen ist es mir nicht gelungen das veranlassende Moment dieses consecutiven Hirnleidens zu ermitteln. Ich sah es sowohl nach der eccritischen als asphyctischen Form sich ausbilden, sowohl bei reizender als reizmildernder Behandlung, obgleich nach jener schneller und extensiver hervortreten; ich sah weder Alter, noch Geschlecht davon verschont, wiewohl ein Drittheil Kranker mehr auf das männliche als weibliche Geschlecht kommt (34 Männer, 21 Weiber) und das Alter von 30—40 und von 1—10 Jahren die meisten typhös gewordenen Cholerakranken zählt.

Die *secundären Unterleibsaffectionen* kamen seltner vor, und bestanden in congestiven und entzündlichen Zuständen der Magen- und Darmschleimhaut, seltner der Leber. Niemals habe ich das Bauchfell oder die seröse Membran des Darmkanals von der Entzündung befallen gesehen, und diesem Umstande schreibe ich es zu, dafs die Kranken selten spontan über Schmerzgefühl im Unterleibe klagen, sondern nur bei äufserem Drucke auf die Bauchdecken durch Minen und Worte die schmerzhafte Empfindung kund thun. Gewöhnlich ist der Unterleib weich anzufühlen, selten gespannt; niemals fand ich ihn aufgetrieben. Der Puls ist beschleunigt und klein, die Wärme erhöht bei trockner Haut, die Zunge roth und dürre, der Durst stark, der Urin sparsam, zuweilen von röthlicher Farbe. Der *Singultus* wird, wo er vorhanden ist, sehr schmerzhaft. Erbrechen oder Durchfall stellen sich, wenn sie bereits aufgehört hatten, öfters von neuem ein, doch habe ich niemals unter diesen Umständen die eigenthümlichen Cholera-Ausleerungen wieder zurückkehren gesehen. Oefters ist auch der Stuhl träge und verstopft. Die Gefahr ist minder grofs als bei der typhösen Nachkrankheit.

Noch seltner als Unterleibsentzündungen zeigten sich mir *inflammatorische Affectionen der Brustorgane* als Folgekrankheit der Cholera. Ich habe nur in 3 — 4 Fällen eine *Pleuritis* beobachtet, wo das gelassene Blut eine dicke Speckhaut bildete.

Krampfhafte Affectionen, Cardialgie, Colik, Asthma, kamen auch zuweilen als Nachkrankheiten vor; desgleichen biliöse Diarrhöen und Oedem der Füfse.

Leichenbefunde.

Die folgenden Befunde sind das Resultat von den in meinem Hospitale vorgenommenen, auf die

Zahl von 200 sich belaufenden Sectionen, die theils von den die Heilanstalt mit ihrem Besuche beehrenden fremden Aerzten, unter denen ich besonders Herrn Dr. *Kortum* aus Strelitz und Herrn Dr. *Gietl* aus München sehr verpflichtet bin, theils von den Assistenz-Aerzten, vorzüglich Herrn Dr. *Seemann*, dessen unermüdliche Unterstützung ich stets mit Dankbarkeit gedenken werde, in meinem Beiseyn mit grofser Genauigkeit gemacht worden sind. Die bei den Leichenöffnungen sich darbietenden Erscheinungen zeigen eine wesentliche Verschiedenheit, je nachdem der Tod noch während des Bestehens der Cholera oder in einer Folgekrankheit eingetreten ist. Modificirt werden sie durch Form, Dauer und Complication der Krankheit, durch Constitution und Alter der Erkrankten, durch den während des Lebens hervorstechenden Zug der Symptome, und durch die vorhergegangne Behandlung.

Zuerst von dem Leichenbefund derjenigen, welche während des Bestehens der Cholera gestorben sind.

Der Mangel irgend einer Entstellung der Gesichtszüge durch den Tod zeichnet die Choleraleiche von jeder andern aus, nicht minder der Augenglanz, indem die Hornhaut, wenige Fälle ausgenommen, ihre Wölbung und Durchsichtigkeit, selbst noch 24 Stunden nach dem Tode, beibehält. Nächst dieser Eigenthümlichkeit ist diejenige, welche die Extremitäten darbieten, die erheblichste. Starke Wölbung und Hervorwulstung der Muskeln, besonders am Oberarme und Unterschenkel, wo die *Gastrocnemii* sehr oft faustdicke Ballen bilden; Beugung der Vorderarme und Contraction der Finger; Extension der Unterschenkel und Zehen, mit hervorspringenden Sehnen der Zehenstrecker; Steifheit der Glieder und Gelenke oft in einem sehr hohen, kaum zu überwindenden Grade; Längerunzeln und Falten an Fingern und Zehen (wo sie während des Lebens bereits vorhanden waren) — diese Merkmale wird man nur selten vermissen. Das Colorit ist ebenfalls bemerkenswerth durch die livide, grauröthliche Färbung des Gesichts, die dunkelrothe der Ohren, die Blässe des Rumpfes (mit Ausnahme der durch die Rückenlage des Cadavers erzeugten Stagnationsröthe) und des Oberarms, die rothstreifige und marmorirte Farbe der Vorderarme, der Ober- und Unterschenkel, an beiden letzteren öfters mit blauen Flecken und Stellen untermischt, durch die graue, bläulichte Farbe der Hände, Finger und Zehen, die dunkelblaue und schwarze Farbe der Nägel, zumal an den Fingern, weniger an den Zehen und durch die bläuliche Farbe der Eichelspitze. — Als karakteristisch betrachte ich auch die Torosität, die Fleischfülle des Leichnams, selbst bei längerer Dauer der Krankheit und copiösen Ausleerungen, und den Mangel der Putrescenz in den Bauchdecken.

Die athletischen Constitutionen, welche vor allen von der asphyctischen Form der Cholera befallen wurden, bieten die Musculatur, die Rigidität, die bläuliche, violette Färbung auf den höchsten Grad gesteigert dar. Im kindlichen Alter hingegen zeigen sich diese Merkmale am schwächsten. Von nicht unbedeutendem Einflusse ist das Verfahren mit der Leiche nach dem Tode. Seitdem in meinem Hospitale vorschriftsmäfsig die Todten zwölf Stunden in einem erwärmten Zimmer und in wollnen Decken eingehüllt liegen mufsten, war die Rigidität weniger auffallend, fehlte zuweilen ganz, und die Bauchdecken nahmen öfters eine grüne Farbe an.

Die *Muskelsubstanz* ist derb, und von gesunder, rother Farbe.

Nach Eröffnung der *Unterleibshöhle* gewährt schon das äufsere Ansehen der Baucheingeweide etwas Eigenthümliches. Der Magen von weifser Farbe, ragt beträchtlich vor der Leber hervor, an welcher die dunkle strotzende Gallenblase vorgequollen ist. Nach Zurückschlagung des Netzes, welches ich niemals verkümmert, sondern bis in das Becken hinabreichen sah, erscheinen die dünnen Gedärme von rosenrother, gegen das Ende des Ileum livider, dunkelrother Farbe und von glänzendem Ansehen, wogegen der dicke Darm durch seine blafsgraue trübe Farbe einen auffallenden Contrast bildet. Dem Gefühle bietet der Dünndarm, wenn man ihn durch die Finger gleiten läfst, eine fette, teigigte Masse dar. Im *Omentum* und *Mesenterium* sind gewöhnlich die Gefäfse strotzend angefüllt.

Die innere Fläche des *Darmkanals* zeigt mehrfache Abnormitäten, welche sich im Allgemeinen auf folgende zurückführen lassen: 1) Injection, 2) Erweichung der Schleimmembran, 3) Hypertrophie des Drüsenapparats.

Im *Magen* fand ich am häufigsten geröthete, wie punktirte Stellen, besonders auf der hinteren Fläche, in der Nähe der kleinen Curvatur und des Pylorus, und Erweichung der Schleimhaut, entweder partielle oder allgemeine, so dafs sie sich mit dem Nagel oder mit dem Rücken des Scalpels gänzlich ablösen und wegwischen liefs. Nur in einem einzigen Falle, bei einem Kinde, dessen Section Herr Prosector Dr. *Phoebus* zu machen die Güte hatte, sah ich eine solche Erweichung des Magengrundes, dafs die Häute bei dem Aufheben sofort durchrissen; wie in der *Gastromalacie.* Die Runzeln ragen gewöhnlich stark hervor.

Im *Zwölffingerdarm* sind die *Brunner*'schen Drüsen in vielen Fällen sehr entwickelt.

Die Zottenhaut des *Krummdarms* erscheint am häufigsten injicirt, entweder gleichmäfsig, oder nur in den einzelnen Gefäfsästen und Zweigen, venösen und arteriellen, nicht selten in einem beträchtlichen Grade. Sehr häufig findet zugleich eine Erweichung der Schleimmembran Statt. Karakteristisch ist die Anschwellung der *Peyerschen* Drüsen, die nur in wenigen Fällen gefehlt hat. Sowohl im obern als untern Theile des Dünndarms sieht man diese Gebilde auf der der Gekröseinfügung entgegengesetzten Seite, der Längenaxe des Darms entsprechend, von ovaler, elliptischer, zuweilen auch rundlicher Gestalt, mit ungleichen Rändern, von gelblich-röthlicher Farbe, verschiedner Längenbreite und Anzahl. Die längsten, öfters von acht, selbst zwölf Zoll Länge, 8—10 Linien Breite, finden sich im untern Theile des Krummdarms, in der Nähe des *Coecum.* In dem *Jejunum* sind sie kleiner, von einem Zoll oder einigen Linien im Durchmesser. Die Zahl beläuft sich von 2—30 und drüber, wovon die meisten in dem *Ileum* vorkommen. Der Lauf der *Valvulae conniventes* ist an diesen Stellen unterbrochen; die Klappen sind wie verstrichen. Gefäfsnetze umgeben diese Drüsen, welche unter der Loupe betrachtet, ein granulirtes Ansehen haben, und aus Knötchen oder warzenförmigen Körperchen zusammengesetzt sind, von denen ein jedes wiederum mit einem Kranze kleiner injicirter Gefäfse umringt ist. — Die *Brunner*'schen Drüsen sind ebenfalls vergröfsert, hervorragend und gefäfsreich; betrachtet man ein solches Darmstück durch das Licht, so gewährt es einen schönen Anblick von vielen geschlängelten rothen Stielen, auf welchen die Drüse wie eine Blüthe aufsitzt. Selbst die kleinsten Schleimdrüschen sind ohne Microscop sichtbar. — Der *Dickdarm* bietet in der Regel keine Abnormität dar; selten fand ich ihn aufgetrieben, das *Colon descendens* häufig sehr zusammengezogen.

Der *Inhalt* des Darmkanals ist in der Cholera eben so karakteristisch wie die Beschaffenheit seiner Gewebe. Im Magen zeigt sich fast immer jene, während des Lebens durch Brechen entleerte gelbliche, bräunliche Flüssigkeit mit braunen schwärzlichen, moosähnlichen Flocken, die mehrentheils zwischen den Runzeln, besonders in der Pförtnergegend, niedergeschlagen sind. Im Dünndarm befindet sich die homogene hafergrützähnliche oder die serös-flockige Materie, von welcher nicht selten ein grofser Theil an der inneren Fläche angelagert ist. Das *Coecum* und *Colon* enthalten gewöhnlich eine graue, trübe, dicke Flüssigkeit. Die Quantität dieser Flüssigkeiten ist im Magen und Krummdarme weit beträchtlicher als im Dickdarme, in jenen aber wiederum verschieden, zuweilen so bedeutend, dafs der Darm das Ansehen einer schwappenden Blase hat, in andern Fällen in geringerer Menge. Der Mangel einer Beimischung von Galle, an Fäcalstoffen und Kothgeruch ist eigenthümlich, obgleich einigemal eine gelbliche Färbung vorgekommen ist, Luftentwicklung ist im Allgemeinen selten.

Unter den drüsigen Unterleibsorganen des Verdauungssystems zeichnet sich die *Leber* durch Ueberfüllung mit schwarzem dickflüssigem Blute am meisten aus. Die *Gallenblase* ist strotzend mit einer schwarzgrünen Flüssigkeit von öliger Consistenz angefüllt und auf ihrer Aufsenfläche oft mit stark angefüllten Venen durchzogen. Wo der *Ductus choledochus* untersucht wurde, zeigte er sich wegsam, frei von Strictur, und liefs einigemal beim stärkeren Druck auf die Gallenblase die Galle in das Duodenum ausfliefsen. Die *Milz* ist öfters von weicher Consistenz. Das *Pancreas* normal, ohne

Erweiterung und Anfüllung des *Ductus Wirsungianus.*

Im *Harnsystem* sind die *Nieren* durch Blutüberfüllung bemerkenswerth, welche oft einen sehr hohen Grad erreicht. In den Nierenkelchen findet man einen weifsen Schleim, der gegen das Lackmuspapier sauer reagirt. Die *Harnblase* ist stets zusammengezogen, fühlt sich derb und hart an, ist von Urin leer oder enthält eine sehr geringe Quantität. Die innere Fläche ist zuweilen mit injicirten Gefäfsen bedeckt.

Unter den Modificationen dieser Befunde ist eine der wichtigsten die Beschaffenheit des Dickdarms bei der mit blutigen Stuhlentleerungen complicirten Cholera, worauf ich hier zuerst aufmerksam gemacht habe. In allen diesen Fällen findet eine allgemeine Röthe der inneren Fläche mit Auflockerung, öfters mit Erweichung der Schleimmembran und mit starker Entwickelung der Schleimdrüsen Statt, so dafs man diesen Zustand mit Fug und Recht *Enteritis*, oder um den Sitz der Entzündung genauer zu bezeichnen, *Colitis* nennen kann. Die Extensität und Intensität ist verschieden. Waren die Stuhlgänge von dem Ansehen des Fleischwassers mit der eigenthümlichen Eiweifsflocken untermischt, so war die Entzündung auch auf den untern Theil des Krummdarms ausgedehnt, und hier nicht selten stärker als im Dickdarme. Waren hingegen die Sedes dunkelroth, dick, klumpig, von fauligem Geruch, so war die Entzündung des *Coecum*, des *Colon transversum* und *descendens* auf das Höchste gesteigert; die Schleimhaut hatte das Ansehen von einem in Blut getränkten Schwamm; öfters waren auch alle Membranen von livider Farbe und gangränöser Beschaffenheit. Mehreremal habe ich auch das *Rectum* daran Theil nehmen gesehen. Der Inhalt des Ileum und Dickdarms war in allen diesen Fällen identisch mit den Ausleerungen während des Lebens.

Complicationen mit andern Krankheiten des Darmkanals kamen nur selten vor, zumal mit Geschwürbildung. Nur zweimal sah ich auf einer *Peyer*'schen Drüse eine kleine Ulceration von der Gröfse einer Linse und frischer Bildung. In fünf andern Fällen trugen die Geschwüre, sowohl im Dick- als Dünndarme das unzweifelhafte Gepräge früherer Entstehung, und wurden bei cachektischen Frauenzimmern und atrophischen Kindern angetroffen.

Der Einflufs starker Reizmittel auf Hervorbringung von Congestion und Entzündung im Magen und Dünndarm war in einigen Fällen nicht zu verkennen. Dr. *Gietl* fand dies besonders nach dem Gebrauche von *Phosphor-Naphtha*, von *Cuprum ammoniacale* und *Tartarus emeticus* in starker Dosis; dahingegen in dem Darmkanal eines Cholerakranken, welcher in meinem Hospital von einem Engländer nach seiner in Ostindien befolgten Methode binnen 12 Stunden mit 105 Gran Calomel und Kornbranntwein zum Nachtrinken behandelt wurde, keine Merkmale einer Entzündung angetroffen wurden.

Die Hypertrophie des Drüsenapparats im Darmkanale ist um so stärker, je längere Zeit eine Diarrhöe der Cholera vorangegangen ist. — Im kindlichen Alter habe ich die äufsere rothe Färbung des Dünndarm nur sehr selten so markirt gefunden wie bei Erwachsenen, und demnach in dieser Hinsicht den Contrast mit dem Dickdarme nicht so erheblich; dahingegen die Darmdrüsen, sowohl die *Glandulae solitariae* als *agminatae*, stärker entwickelt und daher auch zahlreicher erscheinend als bei Erwachsenen.

Die *Lungen* bieten hauptsächlich zwei Merkmale dar, *Collapsus* und *Emphysem*. Nach dem Oeffnen der Brusthöhle fällt sogleich in allen jenen Fällen, wo keine Adhäsionen Statt finden, der beträchtliche leere Zwischenraum zwischen Lungen- und Rippenpleura auf. Die Lungen selbst haben nicht das normale Ansehen schwammiger, gewölbter, kegelförmiger, sondern plattgedrückter, blafsgrauer, fast dreieckiger Organe, aus denen aller Turgor gewichen ist. Nur auf der hinteren Fläche zeigt sich die cadaveröse Blutstockung; das übrige Gewebe ist, obgleich gesund, gewöhnlich blutleer. Die innere Membran der Bronchien, so wie auch der Trachea und des Kehlkopfs ist gesund, nur zuweilen von bläulichschimmernden Gefäfsen durchzogen. Das Emphysem zeigt sich stets an dem vordern Lungenrand und giebt sich beim Hinabstreifen und Drücken des Fingers deutlich durch ein Knistern, wie beim elektrischen Entladen, zu erkennen. In den Pleurasäcken findet sich niemals eine Flüssigkeit angesammelt. Im Herzbeutel ist gewöhnlich nur eine geringe Quantität gelblicher, oft klebriger, zäher Flüssigkeit enthalten; in mehreren Fällen gar keine.

Der rechte Vorhof des *Herzens* ist fast immer von dem darin angehäuften Blute ausgedehnt, der linke sehr selten. So enthält auch der rechte Ventrikel immer mehr Blut als der linke, doch fand ich keineswegs die Blutgerinnsel (die sogenannten Polypen) stärker und dichter als in andern Cadavern. Das Blut selbst ist von schwarzer Farbe, die, auf einen hellen Körper gestrichen, purpurn schimmert, dickflüssig und mit Klumpen untermischt, so dafs es sich am passendsten mit einem Compot von Heidelbeeren (*Vaccinium myrtillus*) vergleichen läfst. Dieses Blut ist nicht nur in den Venen, sondern auch in den Arterienstämmen angesammelt, welche

Erscheinung der Cholera insbesondere eigenthümlich ist. Die gröfste Anhäufung befindet sich in dem *Arcus Aortae*, aus welchem, bei einem stärkeren Drucke, das Blut in den linken Ventrikel sich hervorwälzt. Die Abdominal-Aorta und die Arterienstämme der Extremitäten enthalten ebenfalls schwarzes Blut, entweder in halbflüssigem oder geronnenem Zustande. In den Carotiden ist es am flüssigsten und von hellerer Farbe, wie mit geröthetem Serum umspült. Die innere Membran der Aorta ist von auffallender Blässe.

Bei Kranken von athletischer Constitution, die während des Lebens an starker Beklemmung und grofser Angst gelitten hatten, fand ich bedeutende Blutüberfüllung in den Brustorganen, besonders in den Lungen, von denen zuweilen einzelne Lobi das Ansehen von Stücken geronnenen Bluts hatten, und dem Gefühl eine dichte wie hepatisirte Substanz darboten. Dann war auch das Emphysem nicht blofs an den vordern Rändern, sondern auch auf der Oberfläche stark entwickelt. Herr Dr. *Gietl* zeigte mir öfters erbsengrofse Luftblasen, die wie eine Schnur Perlen an einander gereihet waren. — Im kindlichen Alter sind die Lungen mehr zusammengefallen, blutleer und weniger emphysematös als bei Erwachsenen.

Complication mit den so häufigen Lungenkrankheiten, zumal mit der *Phthisis*, fand sehr selten Statt. In 200 Cadavern traf man nur 5 — 6 mal erweichte Tuberkeln und Eiterhöhlen an; etwas häufiger zeigten sich melanotische, cartilaginöse, kalkartige Concremente, jedoch stets von sehr kleinem Volumen und ohne Desorganisation des angränzenden Parenchyms. Nur ein Paarmal fanden wir Röthe und Auflockerung der Bronchialschleimhaut mit Ergufs von serös-lymphatischen Stoffen. Dahingegen

Adhäsionen der Rippen- und Lungenpleura, jedoch stets mit dem Karakter älterer Bildung, sehr häufig vorkamen. Zuweilen wurden kleine Luftblasen innerhalb der Venen, sowohl der Jugular- als Hirnvenen, wahrgenommen.

Nach Eröffnung der *Schädelhöhle* findet man Blutüberfüllung sowohl im oberflächlichen Gefäfsnetz des *Gehirns* und in den Gefäfsen der *Dura mater*, als auch in der Substanz des grofsen und kleinen Gehirns selbst; doch schien mir das angesammelte Blut von flüssigerer Beschaffenheit und rötherer Farbe, als in den übrigen Organen zu seyn, was sich besonders deutlich auf den Durchschnitten des Gehirns bemerken liefs. Zwischen der *Arachnoidea* und *Pia mater* findet sich häufig ein seröser Ergufs; auch ist die *Arachnoidea* mehrentheils verdunkelt, trübe, von opaler Farbe, besonders längs dem Laufe der grofsen Venenäste. In den *Sinus*, vorzüglich dem *longitud. super.* war das Blut zuweilen geronnen und bildete polypenähnliche Stränge. Die Consistenz der Hirnmasse ist mehrentheils fest und zähe. In den Ventrikeln findet sich oft gar keine seröse Flüssigkeit, oder nur eine geringe Quantität vor.

Am *Rückenmarke* sind die Gefäfse der *Dura* und *Pia mater* sehr oft mit Blut überfüllt; die Consistenz der *Medulla oblongata* ist sehr fest und hart. Nicht selten sind die seitlichen Markstränge injicirt und von rosenrother Farbe. Seröse Flüssigkeit findet sich nur selten zwischen den Häuten angesammelt.

In der Mehrzahl der Fälle, wo der *Sympathicus*, sowohl die Ganglien als die Geflechte und die Verbindungszweige mit dem Rückenmarke untersucht wurden, zeigte sich durchaus keine Abnormität. Dasselbe gilt vom *Vagus*.

In der asphyctischen Form der Cholera und bei sehr kräftigen Individuen im Mannesalter ist die Blutüberfüllung in den Centralorganen des Nervensystems aufserordentlich stark. Die *Dura mater* erscheint von blauer, schwärzlicher Farbe, und aus den Schnittflächen des Markes ergiefsen sich dicke Blutstropfen in reichlicher Fülle. Die Grundfläche des Gehirns ist ebenfalls sehr injicirt, vorzugsweise die Varolsbrücke und die *Medulla oblongata*, welche aufgeschnitten ein roth oder violett punktirtes und gestreiftes Ansehen darbieten. — Im kindlichen Alter ist die Hirnsubstanz weicher und die Ansammlung seröser Flüssigkeit, sowohl zwischen den Membranen als in den Ventrikeln, stärker.

Wo die spastischen Zufälle, besonders die schmerzhaften Muskelcontractionen überwiegend, und letztere allgemeiner verbreitet, und mit sehr heftigen Kreuzschmerzen verbunden waren, fand Hr. Dr. *Gietl* bei allgemeiner Blutüberfüllung der Organe, vorzüglich Gehirn und Rückenmark von Blut strotzend, und das untere Drittheil der *Dura mater* des Rükkenmarks sehr stark geröthet und entzündet. Auch war die Substanz des Gehirns und Rückenmarks sehr derb und zähe, und vorzüglich die untere Anschwellung des letzteren von einer auffallenden Festigkeit und Härte. Partielle Erweichungen des Rükkenmarks kamen im Allgemeinen seltner vor. In einem hohen Grade sah ich sie bei einem der ersten Kranken, einem 36jährigen Arbeitsmanne, von herculischem Wuchse, dessen Krankheit nur 5 Stunden gedauert, und nebst den Symptomen der asphyctischen Cholera starke Delirien zu Begleitern hatte. Bei der Section fand ich das Rückenmark vom siebenten bis neunten Dorsalwirbel zu einer breiartigen Masse erweicht, welche sich bereits durch die Membranen hindurch wie ein flüssiger Körper hin- und herschieben liefs. Die übrige Substanz war sehr derb und hart. Bei einer von der asphyctischen Form befallnen Frau, welche unter Hinzutritt von *Opisthotonus* verstarb, sah ich den Cervicaltheil des Rückenmarks in eine weiche rothe Masse zergangen, während der übrige Strang eine derbe Consistenz hatte.

Die *halbmondförmigen Ganglien* fand Hr. Dr. *Gietl* in fünf Fällen, bei gleichzeitiger heftiger Entzündung des dünnen Darms so stark geröthet, dafs ein inflammatorischer Procefs nicht zu verkennen war.

Andere Erscheinungen bieten die *Folgekrankheiten* der Cholera dar, welche jedoch sämmtlich in dem Nachlafs und Verschwinden der im Darmkanale und in der Blutmasse vorhandenen wesentlichen Merkmale der Cholera übereinkommen. Auffallend zeigt sich dies sowohl in der blafsgewordenen Färbung der Aufsenfläche des Dünndarms, als auch in der Beschaffenheit der Darmdrüsen, besonders der *Peyer'*schen, deren Hervorwulstung auf den normalen Stand zurücktritt, doch nicht gleichmäfsig, indem einige bereits mehr, andere minder abgeflacht erscheinen. Die Gefäfsinjection in ihrem Umkreise verliert sich ebenfalls in verschiedenen Abstufungen, wovon man sich beim Gegenhalten des Darms gegen das Licht und selbst noch bei den, auf Glasplatten aufgezognen und getrockneten Präparaten überzeugen kann. — Ein anderer Hauptunterschied ist die gallige Färbung der *Contenta* des Darms, welche in dieser Periode breiartig sind, und zuweilen selbst aus dickeren Massen, doch niemals aus gebundenen, figurirten Faeces bestehen. Hiemit hängt nun der veränderte Zustand der Gallenblase zusammen, deren Volumen verkleinert und deren Inhalt von hellerer Farbe und flüssigerer Consistenz ist. — Die Urinblase enthält gewöhnlich eine ziemliche Quantität hellen Harnes. —

Das

Das Blut behält am längsten die Cholera-Qualität bei, doch ist es flüssiger und nicht mehr in so großer Menge in den Arterienstämmen angesammelt. — Die Lungen haben ihre natürliche Beschaffenheit wieder angenommen.

Der anatomische Charakter der Consecutivzustände der Cholera ist aus den örtlichen krankhaften Veränderungen zu entnehmen. So findet man nach vorangegangenem *typhösen* Zustande die Merkmale der *Meningitis* (starke Injection der *Pia mater*, lymphatische Exsudate zwischen derselben und der *Arachnoidea*, Verwachsung der Hirnhäute) und sehr bedeutende Anfüllung der Rinden- und Markgefäfse mit hellrothem wäfsrigem Blute, zumal in den auf der Basis befindlichen Gebilden, der Varolsbrücke und dem verlängerten Marke. In den Ventrikeln und in der Wirbelhöhle ist eine gröfsere Quantität seröser Flüssigkeit angesammelt.

Nur in sehr wenigen Fällen bot sich mir die Gelegenheit dar, in Leichnamen die Spuren einer *consecutiven* Gastritis oder Enteritis zu beobachten, wo es noch unentschieden blieb, ob die Entwickelung der Desorganisation nicht bereits im Anfalle der Cholera begonnen hatte.

Ursachen.

Die wichtigste ursächliche Bedingung der bei uns herrschenden asiatischen Cholera ist nach meinem Dafürhalten unstreitig die *epidemisch-contagiöse.*

Die Veränderung der atmosphärischen Constitution, die bereits seit einigen Jahren vor sich gegangen, und durch eine auffallende Beschaffenheit der Jahreszeiten karakterisirt war, brachte auch eine Veränderung der Krankheitsconstitution hervor, die sich besonders deutlich im Winter und Frühjahr 1831 aussprach, wo statt der gewöhnlichen entzündlichen Diathesis eine gastrische prävalirte, und Krankheitsformen zum Vorschein kamen, die wir früher nur im Sommer und Herbst zu beobachten Gelegenheit hatten. Gastrische Affectionen, biliöse Fieber, Coliken, Diarrhöen, zeigten sich häufig. In den Monaten April und Mai herrschte der epidemische Catarrh (die Influenza), welche als *morbus intercurrens* unter dem Einflusse der stationären Constitution stand, und demgemäfs auch eine Beimischung des gastrischen Karakters erhielt. Im Juni fingen bereits Brechdurchfälle an, sparsam und gelinde, doch auffallend durch ihre frühzeitige Erscheinung, da sie in andern Jahren gewöhnlich im August und September zu kommen pflegen. In der Mitte des Monats Juli hatte ich in dem von mir verwalteten Armenrevier (10te Medicinalbezirk Berlins) mehrere Cholerafälle zu behandeln, die mit der oben beschriebenen eccritischen Form in ihren Symptomen übereinstimmten, jedoch durch die leichte Heilbarkeit sich von ihr unterschieden. Am 30sten August wurde ich zur Section eines auf seinem Kahne nach zwölfstündiger Krankheit verstorbenen Schiffers zugezogen, in deren Erscheinungen Diarrhöe, Erbrechen, Angstgefühl, als die wichtigsten bezeichnet worden waren. Der blofse Anblick der Leiche, welche mit der obigen Schilderung der der asphyctischen Form unterlegenen Kranken übereinstimmte, überzeugte mich von dem Daseyn einer Krankheit in Berlin, die ich früher nie gesehen hatte, und nur aus der Beschreibung der Asiatischen Cholera kannte. Der Leichenbefund war ebenfalls bestätigend, und so erklärte ich mit meinen Collegen, Herrn Stadtphysikus Dr. *Natorp* und Herrn Dr. *Thümmel*, den Schiffer M. für einen an der *Cholera asiatica* Verstorbenen. Der Vater und Bruder des M. wurden auf dem Schiffe gelassen, erkrankten und starben nach einander ebenfalls an der Cholera. Am 6ten September wurde die Heilanstalt No. 1. eröffnet, und mir eine reichhaltige Gelegenheit gegeben, die Krankheit auch in ätiologischer Beziehung zu untersuchen, wobei es mich besonders interessiren mufste, über den wichtigen Streitpunkt der Contagiosität Beobachtungen zu sammeln, aus denen ich die entscheidendsten hervorhebe:

1) Das an dem Hospital angestellte Dienstpersonal bestand vom 6ten September bis 30ten November aus 115 Personen. Von diesen sind 54 erkrankt ($46\frac{22}{23}$ p. Ct.), 11 an der vollkommen ausgebildeten Cholera, wovon 4 gestorben sind, und 43 an Prodromalzufällen, Diarrhöe, Erbrechen, Wadenkrämpfen u. s. f., welche letztere sämmtlich wieder hergestellt worden sind. Andere Erkrankungsfälle sind mit Ausnahme eines intermittirenden Fiebers, einer *Otitis* und *Pleuritis*, nicht vorgekommen. — Der Dienst jener Individuen war schwer; sie blieben in beständiger Berührung mit den von der Cholera Befallenen, lebenden und todten. Schon in den ersten Tagen nach Eröffnung der Heilanstalt hörte ich von den Wärtern und Wärterinnen Klagen über schmerzhafte beängstigende Empfindungen im Unterleibe, Poltern und Neigung zur Diarrhöe. Ich schrieb es dem reichlichen Genusse des Bieres zu, und führte Wasser mit Rum und Zucker zum Getränk ein. Nichts destoweniger wurden kurze Zeit darauf zwei Wärterinnen von der Cholera befallen. Durch nahrhafte Kost, durch Abwechslung im Dienste suchte ich Wärter und Leichenträger zu bewahren. Umsonst! diese, der niederen Volksklasse entnommenen Leute, obschon im gewöhnlichen Leben an schwere Arbeit im Wechsel der Witterung gewöhnt, erkrankten grofsentheils und *stets an den*

die Cholera karakterisirenden Zufällen, mehrere zu wiederholten Malen, an den die Cholera einleitenden Vorboten, was auch bei meinen Assistenzärzten der Fall war.

2) Unter der auf 414 belaufenden Zahl gemeiner Cholerakranken befinden sich 19 Familien, deren sämmtliche oder meisten Mitglieder, männlichen und weiblichen Geschlechts, Erwachsene und Kinder, *successiv* erkrankt, nach der Heilanstalt gebracht und von mir behandelt worden sind.

3) Der Vergleich der Wohnungen, aus welchen die Kranken nach dem Hospital geschickt wurden, ergiebt 54 Häuser, aus deren jedem mehrere Kranke, von 2—24 hervorgegangen sind. Diese Zahl steht durchaus nicht, was wohl zu bemerken ist, in Proportion zur Zahl der Bewohner, da kleinere Häuser, ja öfters nur einzelne Stockwerke und Quartiere, verhältnifsmäfsig mehr Kranke lieferten, als grofse Arbeits- und sogenannte Familienhäuser. Um das mir zuletzt vorgekommene Beispiel zu wählen, so brachte man mir in der letzten Woche des Novembers, an einem und demselben Tage drei Cholerakranke, welche in einem feuchten Keller beisammen wohnten. Die Frau, 45 Jahr alt, war den 27ten November Abends an Erbrechen, Diarrhöe und Wadenkrämpfen erkrankt, ihr zwölfjähriger Sohn bekam am folgenden Morgen Erbrechen, und ein 39jähriger Arbeitsmann gegen Abend dieses Tages Angstgefühl, Erbrechen, Diarrhöe. Bei allen dreien trug die Cholera das asphyctische Gepräge und nahm einen unglücklichen Ausgang.

4) Sehr viele Kranke wiesen ein Zusammentreffen mit andern Cholerakranken nach, welches entweder längere oder kürzere Zeit dem Ausbruche ihrer Krankheit vorangegangen war, und bald in

einer engeren Berührung (Schlafen in einem Bette u. s. f.), bald in einem bloſsen Beisammenseyn, zumal in engen dumpfigen Räumen bestanden hatte. Auch wurden mehrere Wärter und Wärterinnen in die Heilanstalt aufgenommen, die in der Stadt Cholerakranke gepflegt hatten.

Die Nichtcontagionisten lassen zwar diese Beweise nicht gelten, und suchen die Verbreitung dieser Krankheit lediglich aus miasmatischem Einflusse, aus dem Einwirken der Gelegenheitsursachen auf disponirte Individuen, und was dergl. m., zu erklären. Allein wer Erfahrung in epidemischen Krankheiten besitzt, wird in dem Zuge der Cholera eine groſse Verschiedenheit von jenen anerkennen. Ein Vergleich liegt uns sehr nahe, mit der im Monate Mai 1831 herrschenden Influenz. Im West- und Ostende der Stadt, in den Pallästen und Hütten machte sich gleichmäſsig und gleichzeitig ihre Herrschaft geltend, und erlosch wieder. Eben so verhält es sich mit der epidemisch herrschenden Intermittens. Wie anders hingegen mit der Cholera? Während einzelne Stadtreviere, das Stralauer-Königs-Spandauer-Viertel von ihr heimgesucht wurden, war die Friedrichsstadt noch verschont, und empfand, als sie später befallen wurde, wegen günstigerer Verhältnisse, die Extensität der Krankheit weniger als andere Stadttheile. Hierin zeigt sich die gröſste Uebereinstimmung des Ganges der Cholera mit den andern contagiösen, von Zeit zu Zeit epidemisch herrschenden Krankheiten, am meisten mit der *Scarlatina.* Herrscht diese in einem Stadtbezirke, so läſst sie mehrentheils die andern verschont, oder kommt hier nur in wenigen einzelnen Fällen vor, oder verbreitet sich allmählig über die verschiedenen Gegenden der Stadt.

Was aber die gegen das successive Erkranken mehrerer in einem Raume befindlichen Menschen (welches die Anticontagionisten nun einmal nicht wegleugnen können) vorgebrachten Argumente betrifft, als da sind das Einwirken gleicher Ursachen und Lebensverhältnisse, die Angst und Furcht vor der Ansteckung u. s. f., so zeugt es von beschränkten Begriffen, wenn man bei einer ansteckenden Krankheit bloſs das Contagium ins Auge faſst, und die andern ursächlichen Verhältnisse, welche dessen Aufnahme und Entwicklung vorbereiten und begünstigen, auſser Acht läſst oder absichtlich nicht gelten lassen will. Ueberdieſs ist selbst die Behauptung von dem Einwirken gleicher Ursachen auf ganze Familien nicht einmal gegründet. Wenn der Tagelöhner, nachdem er im Freien gearbeitet, den Schweiſs durch Zugluft oder kaltes Getränk unterdrückt, dem Genusse des Branntweins gefröhnt, den Magen mit schwerverdaulichen Stoffen überladen hat, Abends in seiner Wohnung von der Cholera befallen wird, und mehrere Tage darauf sein einjähriges Kind, später seine 70jährige Mutter, welche das Zimmer nicht verlassen hat und höchst kümmerlich und dürftig lebt, ebenfalls an der Cholera erkranken, findet hier wohl eine nur entfernte Aehnlichkeit der Lebensverhältnisse Statt? Angst aber und Furcht vor der Ansteckung herrscht im Allgemeinen in den niedrigen Ständen nicht vor, und die bedeutende Frequenz der Erkrankungen unter Kindern im zarteren Lebensalter beweiset die Unzulänglichkeit dieses Arguments.

Endlich 5) führe ich als Beweis für die contagiöse Natur der asiatischen Cholera die unverminderte Intensität derselben in den letzten Krankheitsfällen ihrer Invasion an. Ich habe am 30ten Januar den letzten Cholerakranken unserer Stadt, einen

39jährigen Schiffer behandelt, und sowohl während des Lebens als nach dem Tode dieselben Erscheinungen wahrgenommen (und mit mir mehrere Aerzte Berlins) wie bei den im Anfange Septembers aufgenommenen Kranken der schwereren Form.

Ich stellte mir nun zur Aufgabe diejenigen Bedingungen zu erforschen, durch und unter welchen die Uebertragung des Contagiums wohl Statt finden möge.

Nun interessirte mich zuvörderst die Ermittelung des Bindungsmittels jenes contagiösen Princips. Ein Hinblick auf die *Dysenterie* lenkte meine Aufmerksamkeit auf die Ausleerungen des Darmkanals. Ich stellte Experimente an fleischfressenden Thieren an, welche in dem Dunstkreise von Cholera-Excrementen eingesperrt wurden. Ein Hund und eine Katze fingen schon in den ersten Tagen an zu kränkeln, brachen darauf, laxirten, die Katze sogar blutig, — allein leider fielen diese Versuche in die letzte Woche, wo keine neuen Aufnahmen in das Hospital Statt fanden, und daher die Fortsetzung unterbrochen wurde. Beide Thiere sind wieder genesen. *Sydenham's* Empfehlung vom Auflegen eines jungen Hundes auf den Bauch der vom *Ileus* befallnen Kranken *) bestimmte mich zur Wiederholung dieses Versuchs in der Cholera, — allein der Kranke wurde nicht gesund und der Hund nicht krank. — Am Menschen dürfen zwar Uebertragungs-Versuche nicht direct vorgenommen werden, allein ein Cholera-Hospital bietet, da oft mit andern Krankheiten Behaftete statt Cholerakranke hingeschickt werden, Gelegenheit zu Beobachtungen über diesen Gegenstand dar. So waren in meinem Hospitale 46 von verschiedenen Krankheiten, acuten und chronischen, Befallene aufgenommen worden,

*) *Oper. med. edit. Genev. T. I. pag.* 45.

wovon ein groſser Theil 6, 12, 24 Stunden in den Cholerasälen gelassen, die anderen sogleich auf die Reconvalescenten-Abtheilung gebracht wurden. Von den ersteren erkrankten 4—5, von den letzteren gar keiner, so daſs unter jener Zahl ungefähr der sechste Theil derer, welche im Dunstkreise der Cholerakranken blieben, die Receptivität für das Contagium besaſs. Zugleich läſst sich hieraus mit einiger Wahrscheinlichkeit folgern, daſs in der Reconvalescenz kein Contagium mehr dem Körper anhaftet. — Auſser jenen Kranken wurden nun auch mehrere von der Straſse aufgeraffte Trunkenbolde nach der Heilanstalt transportirt, von denen ich selbst nur zwei genau beobachtet, und nach dem Ausschlafen ihres Rausches noch ein Paar Tage in der Nähe von Cholerakranken gelassen habe. Der eine wurde nicht afficirt, der andere aber wurde 36 Stunden nach seiner Aufnahme von der asphyctischen Cholera befallen, jedoch glücklich wieder hergestellt.

In allen diesen Fällen bleibt es indeſs noch immer zweifelhaft, auf welche Weise die Uebertragung Statt gefunden hat. Da die einzelnen Krankenbetten $2\frac{1}{2}$—3 Fuſs von einander abstanden, so ist es am wahrscheinlichsten, daſs das emanirende Contagium der Luft beigemischt war, und durch das Einathmen dem Körper mitgetheilt worden ist. Welche Rolle das Hautorgan hierbei spielt, ist noch nicht ermittelt. Mehrere von den das Hospital besuchenden Aerzten wollen einen eigenthümlichen Geruch der Cholerakranken wahrgenommen haben; ich bin dies nicht im Stande gewesen, wahrzunehmen, obgleich ich meine Nase oft genug unter das Deckbett der Kranken gesteckt, und ihren Athem so nahe wie möglich aufgefangen habe. Im Gegentheil, eine Geruchlosigkeit der Mundhöhle und der ausgeathmeten Luft war mir bei allen Cholerakranken auffallend.

Hinsichtlich der ätiologischen Bedingungen, welche die Einwirkung des contagiösen Einflusses begünstigen, unterscheide ich die in der Organisation der Individuen und die in äufseren Anlässen begründeten.

Was die ersteren betrifft, so scheint zuvörderst die Verschiedenheit des *Geschlechts* für das Erkranken von keiner Erheblichkeit zu seyn, denn unter 414 Kranken sind 211 männlichen, 203 weiblichen Geschlechts. Hingegen kommt ein gröfseres Verhältnifs der Genesenen dem weiblichen Geschlechte zu; denn von 203 Frauenzimmern genasen 80, von 210 Männern 60, folglich $39\frac{2}{3}$ pro C. Heilungen für das weibliche Geschlecht, $28\frac{2}{3}$ pro C. für das männliche.

Das *Alter* bietet bedeutendere Differenzen dar. Es ergiebt sich folgende Proportion zwischen der Zahl der Kranken und ihrer Jahre:

Von 31 bis 40 Jahren	. .	99	Kranke.
— 41 — 50 —	. .	83	—
— 1 — 10 —	. .	55	—
— 21 — 30 —	. .	49	—
— 51 — 60 —	. .	46	—
— 61 — 70 —	. .	37	—
— 11 — 20 —	. .	36	—
— 71 — 80 —	. .	8	—
— 81 — 90 —	. .	1	—
	Summa	414	Kranke,

so dafs demnach auf das Alter von 30—40 Jahren der vierte Theil sämmtlicher Kranken fällt.

Die Beziehung des Alters zum glücklichen und unglücklichen Ausgange der Krankheit geht aus folgender Tabelle hervor:

Jahre.		Tod.		Genesung.
1 — 10	. .	27	—	28
11 — 20	. .	20	—	16
21 — 30	. .	27	—	22
31 — 40	. .	70	—	29
41 — 50	. .	53	—	30
51 — 60	. .	36	—	10
61 — 70	. .	32	—	5
71 — 80	. .	6	—	2
81 — 90	. .	1	—	—
		Summa 272.		Summa 142.

Die Verhältnifszahl der Heilungen nach dem Lebensalter hat sich also in meinem Hospital folgendermafsen gestellt:

Von 1 — 10 Jahren	. .	$50\frac{10}{11}$ pro Ct.
— 11 — 20 —	. .	$44\frac{4}{9}$ —
— 21 — 30 —	. .	$44\frac{11}{12}$ —
— 31 — 40 —	. .	$29\frac{1}{3}$ —
— 41 — 50 —	. .	$36\frac{1}{7}$ —
— 51 — 60 —	. .	$21\frac{3}{4}$ —
— 61 — 70 —	. .	$13\frac{1}{2}$ —
— 71 — 80 —	. .	25 —

Die Beziehung des Alters zum Geschlecht der von der Cholera befallenen verhält sich auf folgende Weise;

Jahre.		Männl. Geschl.		Weibl. Geschl.
1 — 10	. .	28	—	27
11 — 20	. .	18	—	18
21 — 30	. .	26	—	23
31 — 40	. .	57	—	42
41 — 50	. .	41	—	42
51 — 60	. .	18	—	28
61 — 70	. .	20	—	17
71 — 80	. .	3	—	5
81 — 90	. .	—	—	1

woraus hervorgeht, dafs in dem Alter von 1—20 Jahren die Zahl der Individuen in beiden Geschlechtern gleich ist, die überwiegende Zahl der männlichen Kranken in dem Alter von 30—50 Jahren, der weiblichen von 30—60 vorkommt.

Was endlich das Genesungs- und Sterbeverhältnifs zwischen Alter und Geschlecht betrifft, so giebt folgende Uebersicht Auskunft:

Alter	Genesung Männl.	Genesung Weibl.	Tod Männl.	Tod Weibl.
von 1—10 Jahren	15	13	13	14
— 11—20 —	4	12	14	6
— 21—30 —	9	13	17	10
— 31—40 —	14	15	43	27
— 41—50 —	13	17	28	25
— 51—60 —	1	9	17	19
— 61—70 —	5	—	15	17
— 71—80 —	1	1	2	4
— 81—90 —	—	—	—	1

Hieraus geht hervor, dafs im kindlichen Alter die Heilbarkeit und Tödtlichkeit der Krankheit beim männlichen und weiblichen Geschlechte gleich ist; in dem Alter von 10—30 Jahren das Heilungsverhältnifs für das weibliche Geschlecht günstiger ist; zwischen 30—40 wiederum für beide gleich; zwischen 40—50 für das weibliche etwas günstiger; zwischen 50—60 für dasselbe auffallend besser, dahingegen zwischen 60—70 dem männlichen Geschlecht ein grofser Vorzug zu Theil wird, da von 17 Frauenzimmern kein einziges, von 20 Männern dieses Alters fünf wieder hergestellt worden sind.

Dem Alter und Geschlecht zunächst kommt die *Constitution* in Betracht. Wiewohl es keine Körperbeschaffenheit giebt, welche von der Cholera verschont wird, so sind doch, nach meiner Erfahrung, die kräftigen, lebensthätigen Constitutionen ihr mehr ausgesetzt als die schwächlichen, worauf auch die überwiegende Frequenz in dem Alter zwischen 30—40 Jahren hindeutet. Der athletische Bau zeigt eine grofse Receptivität für diese Krankheit und für deren tödtlichen Ausgang.

Andere *Krankheiten*, welche bei den, mit der Cholera behafteten Individuen entweder vorhergegangen oder gleichzeitig vorhanden waren, wurden im Hospitale nur selten beobachtet. Am seltensten die in Berlin so häufige *Phthisis pulmonalis*, die kaum zehnmal in der grofsen Zahl von Cholerakranken angetroffen wurde. Eine Complication mit *Hydrops* (zwei Fälle von Balgwassersucht der Milz und des Eierstocks ausgenommen) mit organischen Unterleibskrankheiten, mit Paralysen kam nicht vor; dahingegen mehreremal mit impetiginösen Affectionen und alten Fufsgeschwüren. Fälle von fieberhaften oder entzündlichen Krankheiten, die mit der Cholera coexistirten, waren so überaus selten, dafs ich sie als Ausnahme betrachte. So war bei einem sechsjährigen Mädchen mit der asphyctischen Cholera eine *Bronchitis* vorhanden, und beide Krankheiten wichen der Anwendung einer Venaesection und starker Hautreize. Bei einem achtjährigen bereits seit einem halben Jahre an einer *intermittens tertiana* leidenden Kinde trat während des Bestehens der eccritischen Cholera der Frost ein, allein ohne darauf folgende Hitze und Schweifs, das erstemal zur bestimmten Zeit, das zweitemal einige Stunden anticipirend; dann kehrte er nicht wieder. Auch diese Kranke wurde vollkommen geheilt. Kurz vorhergegangenen acuten Krankheiten, namentlich intermittirender Fieber, thaten mehrere Kranke Erwähnung.

Nächst den inneren kommen die äufseren Lebensverhältnisse der Kranken und Anlasse der Cholera zur Betrachtung.

Die gröfste Zahl der Kranken war aus der gewerblosen Klasse der Einwohner, zu denen ich auch die Arrestanten, Arbeitshäusler und öffentlichen Dirnen zähle; demnächst aus der arbeitenden Klasse, von denen 56 männlichen und 26 weiblichen Geschlechts waren. Hierunter gehören auch 19 Dienstmädchen und 14 Krankenwärter und Träger. Drittens, aus der gewerbetreibenden Klasse, 61 Handwerker, 14 Schiffer. Viertens, Handeltreibende, 9 im Ganzen, und zuletzt Künstler, nur drei an der Zahl.

Die *Wohnungen* der Kranken befanden sich sowohl in der Nähe des Flusses oder eines Grabens, als entfernt von demselben. Unter den Localen selbst waren viele Kellerräume, oder enge, von vielen Menschen bewohnte Zimmer, in denen frische Luft wenig Zutritt hatte.

Die *Nahrung* der Kranken war die gewöhnliche der armen Einwohnerschaft Berlins, die sich in diesem Jahre nicht von der früherer Jahre unterschied. Von mehreren hörte ich zwar Diätfehler angeben, z. B. den Genufs blähender Gemüse, untermischt mit starkem Trunke kalten Wassers, den Genufs der Heringe, Gurken u. s. f. Wer indessen die Diät der Armen in Berlin kennt, wird auf diese Momente kein so erhebliches Gewicht legen, wie sie es für viele zu haben scheinen. Dahingegen war der Fortgebrauch dieser und ähnlicher Nahrungsmittel nach dem Eintritt der Prodromus-Diarrhöe sehr begünstigend für die Ausbildung und den unglücklichen Ausgang der Krankheit. Dem *Trunke* waren sehr viele von den Kranken ergeben, nicht blofs Männer, sondern auch Weiber, und dessen

Einflüsse, so wie überhaupt dem einer ausschweifenden Lebensweise, lassen sich die am Montag und Dienstag einer jeden Woche zahlreicher als an den andern Tagen erfolgenden Aufnahmen der Kranken in das Hospital zuschreiben.

Psychische Anlässe, zumal Gemüthsaffecte, ohne welche fast kein Tag bei der ärmeren Klasse vergeht, waren bei vielen unserer Kranken vorhergegangen. Einige erwähnten auch eines Ekels, den sie beim Anblick kranker Stubengenossen, besonders jener Ausleerungen empfunden hätten.

Als das wichtigste begünstigende Moment für die Aufnahme und Entwicklung des Cholera-Contagiums betrachte ich jedoch die *herrschende Krankheitsconstitution*, die sich mit ihrem gastrischen Karakter bereits längere Zeit hier gehalten hatte. Hierdurch wurde die Cholera in Berlin zur epidemisch-contagiösen Krankheit, auf ähnliche Weise wie z. B. bei der Herrschaft einer catarrhalischen Constitution die Masern sich allgemein verbreiten; allein wie man mit Unrecht in diesem Falle die gleichzeitig vorkommende *Oryza*, *Angina* identisch mit den *Morbillen* halten würde, so wenig dürfen die im verwichenen Herbste vorgekommenen gastrischen Affectionen, Coliken, Durchfälle u. s. f. für Bruchstücke der asiatischen Cholera gelten. In einer solchen Zeit zeigen sich auch gewöhnliche europäische Brechdurchfälle, untermischt mit asiatischen, allein die allgemeine Bestürzung raubt dem Beobachter die Unbefangenheit, so wie auch durch diese Verwechslung manche Heilmittel zu einem unverdienten Rufe gelangt seyn mögen. Wo eine solche Constitution nicht prävalirt, wird die Cholera als sporadisch-contagiöse Krankheit erscheinen, wie dies in vielen Ortschaften, und selbst bei uns beobachtet werden konnte, als gegen Ende Dezembers und im Januar die gastrische Diathese der inflammatorischen zu weichen anfing.

Behandlung.

Die Aufstellung gewisser Normen in der Behandlung, die in einem jeden Lazareth erforderlich ist, dürfte in einem lediglich für Cholera-Kranke bestimmten Hospitale um so gerechtfertigter seyn, denn es giebt wohl keine Krankheit, welche schon in den ersten Stunden nach ihrem Ausbruche die Individualität so verwischt, die Menschen, wenn ich mich dieses Ausdruckes bedienen darf, so homogenisirt, wie die Cholera, besonders die asphyctische Form, daher es auch im Allgemeinen weniger Modificationen in der Therapie bedarf. Andererseits aber gehört die Cholera zu den Krankheiten, nimmt vielleicht die erste Stelle unter ihnen ein, wo Besonnenheit und Raschheit in gleichem Grade bei den ersten Hülfsleistungen nothwendig sind, so dafs es nicht der Willkühr jüngerer noch unerfahrner Assistenzärzte überlassen bleiben darf, die Behandlung der Kranken nach Gutdünken einzuleiten. Jene Heilnormen indessen konnten erst dann von mir festgesetzt werden, als der gewaltige Eindruck der kolossalen Krankheit, der auf mich so bedeutend wirkte, dafs jede andere nicht so schwere Krankheit mir zwerghaft gegen die Cholera erschien, einer nüchternen und vorurtheilsfreien Beobachtung Platz machte.

Als Grundindication stellte ich: *Erregung des peripherischen Nerven- und Gefäfssystems, um dem paralysirenden Einflusse des Krankheitsgiftes auf das Blut und auf die Nervengeflechte der Centralorgane der Digestion und Hämatose zu entgegnen.*

Als das allgemeinste Mittel zur Erfüllung dieser Indication bot sich mir

I. *Das warme Bad* dar, von welchem ich mir im Voraus viel versprochen hatte, und das auch im Allgemeinen meine Erwartungen gerechtfertigt hat. Gestützt auf englischer Aerzte Empfehlung der sauern Bäder und Waschungen in tropischen Leber- und Darmkrankheiten, verordnete ich zu jedem Bade einen Zusatz von *Acidum muriaticum* und *nitricum*, *ana* 3—6 Unzen, und bestimmte die Wärme des Wassers auf + 30° R., die späterhin um drei Grade verringert wurde, weil den meisten die Hitze zu grofs und beschwerlich war. Die Dauer des Bades wurde auf 10—15 Minuten bestimmt. — Die sofort sichtbar werdende peripherische Reizung ist beträchtlich; die Haut, besonders der Rumpfwände, wird geröthet und warm. Nach Erfordernifs der Umstände wird ein solches Bad binnen 24 Stunden ein oder mehreremal wiederholt.

Obgleich, wie bekannt, Leute niederen Standes und Kinder, wegen der Ungewohnheit einen Widerwillen gegen Bäder haben, so fühlten doch die meisten Cholerakranken, wenn sie sich auch Anfangs sträubten, im Bade Erleichterung, und besonders einen Nachlafs der krampfhaften Zufälle. Höchst selten sah ich eine solche Beklemmung der Brust dadurch entstehen, dafs man gezwungen wurde, den Kranken aus der Wanne wieder herauszunehmen. Da ich es zum Gesetz gemacht, keinen Agonisirenden, wie sie so oft nach dem Hospital geschickt wurden, zu baden, so haben wir auch keinen Fall von im Bade erfolgten Tode gesehen. — Unter allen Mitteln ist das warme Wasserbad dasjenige, welches sich mir als das unschädlichste, und in vielen Fällen wirksamste gezeigt hat, und von allen Mitteln ist es das einzige, dessen Gebrauch ich bis zuletzt beibehalten habe.

II.

II. *Das Dampfbad*, geeignet die oben aufgestellte Indication noch energischer zu erfüllen, erregte nach den aus Indien und Rufsland überkommenen dringenden Empfehlungen, grofse Erwartung, zumal da man gewohnt war, Schweifs als die einzige Crisis der Cholera zu betrachten. Ich habe es in mehreren hundert Fällen in Gebrauch gezogen, und gebe folgende Bemerkungen als Ergebnifs meiner Erfahrung:

1) Die trockne Hitze war den Kranken lästiger und luftbeengender als die feuchte, daher die Entbindung der Wasserdämpfe aus dem *Schneider*'schen Apparate in dem Hospital stets angewandt wurde.

2) Nur sehr wenige Kranke fühlten sich im Dampfbade erleichtert, und fast alle klagten über ein sehr peinliches Gefühl der, an die Füfse dringenden Hitze. Die von der asphyctischen Form befallenen, besonders die athletischen Constitutionen, litten am meisten, viele in einem solchen Grade, dafs sie wegen zunehmender Oppression nur wenige Minuten im Dampfbade aushalten konnten. Die Kranken mit der eccritischen Form vertrugen es im Allgemeinen besser.

3) Die peripherische Wärme verflog nach dem Dampfbade eben so schnell wieder, wie nach dem Wasserbade. Bei den Asphyctischen kam es nicht einmal in dem Dampfbade zur Wärmebildung. Nur der in Tropfen auf die Haut niedergeschlagne Wasserdunst war warm; unter demselben fühlte sich die Haut wie ein kaltes Leder an.

4) Bei mehreren Kranken erfolgte der Tod schnell nach dem Dampfbade.

Sowohl diese Thatsachen, welche sich fünf Wochen hindurch immer mehr und mehr bestätigten, als hauptsächlich die wichtige Beobachtung, dafs die einmal ausgebildete Cholera sich fast niemals durch Schweifs entscheidet, bestimmten mich dazu, den Gebrauch des Dampfbades aufzugeben, und ich habe es nicht bereuet. Die spätere Erfahrung hat mich belehrt, dafs an der Heilung der eceritischen Form, besonders der leichteren Grade, die Dampfbäder keinen Theil hatten, weil jene ohne diese eben so rasch und mit gröfserer Euphorie zu Stande kam; wohl aber habe ich Grund zu vermuthen, dafs sie in vielen Fällen den unglücklichen Ausgang befördert und den Tod quaalvoller gemacht haben.

III. *Frictionen* führte ich als ein, in keinem Falle zu unterlassendes Mittel aus doppelten Gründen ein, theils als *excitans* der peripherischen Gefäfs- und Nervenaction, theils als *calmans* der Muskelcontractionen. Im Anfang wurden sie mit einiger Gewalt, mittelst Frottirens und Bürstens vollzogen, und Einreibungen aromatischer spirituöser Flüssigkeiten waren an der Tagesordnung. Späterhin überzeugte ich mich, dafs gelinde Frictionen mit der blofsen Hand in jeder Hinsicht vorzuziehen sind.

IV. *Hautreize*, sowohl *rubefacientia*, *vesicatoria* als *escharotica*. Unter den ersteren waren die mit warmen Wasser bereiteten und mit Cantharidentinktur geschärften Sinapismen die wirksamsten, insofern sie mehrentheils nach wenigen Minuten eine starke Röthung der Hautfläche hervorbrachten. Ich bestimmte die Herzgrube und die entsprechende Rückengegend für ihre Application, und liefs sie zu wiederholten Malen binnen 24 Stunden auflegen. Vesicatoria ziehen während des Bestehens der Cholera keine Blase, und sind daher nur in den Nachkrankheiten, wo sie diese Wirkung äufsern, von Nutzen. — In der asphyctischen Form und bei Kindern, wo die Cholera, wie oben erwähnt worden, von den Zufällen eines Hirnleidens, Sopor u. s. f. begleitet wird, zog ich öfters das *Cauterium actuale* in Gebrauch. Das Glüheisen, welches auf der Haut eines Cholerakranken nicht anders reagirt, als auf unorganische Stoffe, Leder, Pergament, zeigte in keinem einzigen Fall einen günstigen Erfolg, obgleich es dem Kranken ein schmerzhaftes Geschrei ausprefste. Dasselbe gilt von der gewöhnlichen Moxa. Dahingegen habe ich öfters gute Wirkungen von der Schnellmoxa gesehen, deren man sich zuerst in Warschau bedient hat. Ein doppelt zusammengelegter linnener Lappen, von der Gröfse der Handfläche, wird in Weingeist getaucht auf die Brust oder auf den Bauch gelegt und angezündet. Die Action des Feuers hat man in seiner Gewalt, denn durch Herüberziehen und Aufdrücken der Bettdecke läfst sich die Flamme augenblicklich ersticken. Die Wirkung ist überraschend, besonders bei Kindern, die beim Anblick der auflodernden Flamme schreien und wach gehalten werden; bei Erwachsenen sah ich öfters die Pericordialangst danach bedeutend nachlassen. Auch auf den Gebrauch dieser Schnellmoxa stellt sich während der Cholera nur eine Hautröthe ein, niemals eine Blasenbildung, welche dagegen in den Nachkrankheiten zu Stande kommt.

Mit diesen auf die Aufsenfläche des Körpers in Anwendung gebrachten Mitteln suchte ich solche zum inneren Gebrauche zu verbinden, die mir der von der Natur der Krankheit gefafsten Ansicht am besten zu entsprechen schienen.

Hier bot sich mir nun eine Wahrnehmung dar, welche durch die zahlreichen Bestätigungen zum Erfahrungssatze erhoben wurde, *dafs nämlich das Hemmen der Ausleerungen in der Cholera den tödtlichen Ausgang nicht blofs nicht abwendet, sondern beschleunigt und herbeiführt.* Hierin wurde ich durch die Betrachtung der beiden Hauptformen der Krankheit bestärkt: denn in der asphyctischen, welche vorzugsweise die tödtliche genannt werden kann, sind die Ausleerungen durch den Darmkanal entweder gänzlich gehemmt, oder spärlich, selten, während die eccritische, der ich von dem Bestehen und der Frequenz der Evacuationen den Normen gegeben habe, eine günstigere Aussicht gestattet. Auch zeigt sich in der asphyctischen Cholera mit Erscheinen der Ausleerungen, zumal des Erbrechens, Besserung oder wenigstens Erleichterung, so wie bei der eccritischen, wenn sie einen tödtlichen Ausgang nimmt, Stockung der Evacuationen eintritt. Dies waren im Allgemeinen die Gründe, welche mich nach einer mehrwöchentlichen Beobachtung bestimmten, den Gebrauch des Darmlähmenden Opium aufzugeben.

Die Behandlung wurde nun nach der Form der Krankheit bestimmt, und nach deren Intensität modificirt.

I. Behandlung der Cholera eccritica.

Für die gelinderen Grade stellte ich, nachdem meine Erfahrung in dieser Krankheit reifer geworden war, als Princip auf: *den in diesen Fällen noch regen Natur-Heilungsprocefs walten zu lassen, und ihn nicht durch den Eingriff starker Medikamente zu stören.* Denn ich hatte mich überzeugt, dafs diejenigen Mittel, zu deren Lobpreisung ich mich Anfangs leicht verleiten liefs, z. B. die vegetabilischen und mineralischen Säuren, von keiner entscheidenden Wirksamkeit sind, weil auch ohne sie die Kur der gelinderen Fälle zu Stande kommt, und ihr Gebrauch in der schwereren unwirksam ist. — Hier genügten nun ein oder ein

Paar warme Wasserbäder, gelinde Frictionen, reine Luft, kühles Getränk (am besten Zuckerwasser), denn die heifsen Aufgüsse von Pfeffermünzkraut oder Chamillenblüthe, welche man Anfangs in Uebermaafs verordnete, sind theils dem Kranken zuwider, theils nutzlos. Den Genufs des Kaffees und Weins gestattete ich in mäfsiger Gabe.

Dieser leichte Grad der eccritischen Cholera kam jedoch viel seltener im Hospitale vor, als der schwerere, wo die Reaction des Organismus sowohl durch die Intensität der Krankheit selbst, als durch Nebenumstände, längere Andauer, Versäumnifs der Hülfe, geschwächt war. Hier mufste die peripherische Thätigkeit durch kräftigere Mittel geweckt werden, und zu diesem Behufe wählte ich für den innern Gebrauch *Camphor* und *Ammonium*.

Dem *Camphor* kommt nach meiner Erfahrung unter allen Medicamenten die gröfste Wirksamkeit in der Cholera zu; ich kenne kein anderes, welches so schnell die gehemmte Gallenaussonderung und Urinsecretion wieder in Gang bringt, und die circulatorische Thätigkeit und die damit verbundene Wärmebildung befördert. Rascher geschieht dies durch grofse als kleine Dosen; so verordnete ich ihn in der ersten Zeit zu 6—8 Gran zweistündlich. Allein die Frequenz der typhösen Folgekrankheit, welche ich in diesen Fällen so oft entstehen und tödtlich enden sah, bestimmte mich, die Dosis auf $\frac{1}{2}$—1 Gran zu verkleinern. Nichts destoweniger zeigte sich das Cerebralleiden, wenn auch nicht so rapide und so häufig. Die damit verbundene rothe, trockne Zunge, die Empfindlichkeit der Präcordien, die Spuren von Congestionen und Entzündung im Magen und Dünndarme nach dem Tode, bewogen mich, den Ort der Application für dieses Mittel zu verändern, und ich ging, da die dicken Gedärme stets von normaler Beschaffenheit angetroffen werden, (mit Ausnahme der Fälle mit sanguinolenten Stuhlgängen) zu den Camphor-Klystieren über, anfangs zu ½ Drachme, späterhin zu ½ Scrupel pro dosi. Doch auch hierbei beobachtete ich denselben Erfolg, so dafs nach vielfältigen genauen Versuchen mein Urtheil über die Wirksamkeit des Camphors bei der eccritischen Cholera dahin lautet, dafs je schneller, hauptsächlich durch grofse Dosen, er die gesammte Thätigkeit der Gangliengeflechte wieder herstellt, um so rascher das consecutive Hirnleiden sich entwickelt, welches in seiner prognostischen Beziehung fast noch gefährlicher ist als die Cholera selbst. — Ich habe noch zu erinnern, dafs dieses Mittel in nicht wenigen Fällen sogleich wieder ausgebrochen wurde, wo ich alsdann den Gebrauch der Camphorklystiere substituirte.

Das *Ammonium* leistete nichts in den Fällen, wo man sich auf seinen Gebrauch allein verlassen wollte, schien aber als *Adjuvans* in Form des *Liquor. ammon. succin.* zu 15—20 Tropfen, stündlich oder zweistündlich gegeben, nicht ungünstig zu wirken.

Das *Cajeput-Oel* war unsicher in seiner Wirkung. In einigen Fällen schien es durchaus keinen Vorzug vor dem Camphor zu verdienen; in andern Fällen brachte es, zumal in etwas starker Dosis von 25—30 Tropfen, eine entzündliche Reaction im Magen hervor, so dafs sein Gebrauch wieder ausgesetzt werden mufste.

Von den übrigen versuchten Mitteln verdient eins besondere Erwähnung, die *Belladonna*, welche mein verehrter Freund, Herr Dr. *v. Stosch*, in Vorschlag gebracht hat, hiebei von der Idee einer auf den *Sympathicus* und *Vagus* specieller gerichteten Wirkung ausgehend. In vier Fällen leistete es, in der Gabe von 4 Gran (*Radix Bellad.*) zweistündlich und bei eintretender Reaction in längeren Intervallen gereicht, treffliche Dienste; besonders war die Wirkung bei einer 60jährigen Frau und bei einem 11jährigen von einem hohen Grade der eccritischen Cholera befallenen Mädchen, überraschend. In andern Fällen, wo der Versuch wiederholt wurde, blieb zwar der Erfolg aus, indessen verdient dieses Mittel fernere Berücksichtigung und Prüfung.

Mit dem Gebrauche der ebengenannten Medicamente wurden bei höheren Graden der eccritischen Form die sauern warmen Bäder, die Sinapismen, die Frictionen, und in mehreren Fällen salzsaure heifse Fomentationen auf Brust und Unterleib zu Hülfe genommen, und die meisten Genesenen verdanken ihnen ihre Wiederherstellung.

II. Behandlung der Cholera asphyctica.

Das Wegsterben der von dieser Form befallenen Kranken bei der öfters mit Erfolg gekrönten Behandlungsweise der eccritischen Cholera war Aufforderung genug, auf irgend eine Methode zu sinnen, die noch im Stande seyn könnte, auf irgend eine Art die erlöschende Energie der Herz- und Lungen-Nervengeflechte wieder anzufachen. Vom Rückenmarke aus glaubte ich belebend auf den *Sympathicus* einwirken zu können; das Glüheisen, das Strychnin wurde zu Hülfe genommen, — vergebens! Die Thätigkeit der Lungen- und Herznerven bemühte ich mich anzuregen durch Aetherinhalation, durch Erweckung des kleinen Blutumlaufs mittelst künstlich erregten Hustens durch Benzoëdämpfe, — umsonst! Auf das Blut selbst suchte ich endlich hinzuwirken und wählte das Eisen in seiner flüchtigsten Form (*Tinct. Ferri acet. aetherea* zu

20 — 25 Tropfen stündlich) und in fünf Fällen erfolgte die Heilung, bei dreien vollständig, bei zweien unvollständig, indem zwar die Cholera gehoben wurde, ein consecutives Hirnleiden jedoch den Tod herbeiführte. Ich setzte die Versuche fort, allein der erwartete Erfolg blieb aus, so dafs ich, wenn ich mit Kritik verfahren wollte, dem Mittel nicht jene günstige Wendung zuschreiben könnte. Ich entschlofs mich darauf zur Anwendung der *Kälte* in ihrem vollen Umfange, nach Vorgang meines geehrten Freundes, des Herrn Medicinalraths Dr. *Casper*, dessen Methode, wie er selbst in einem Sendschreiben sie mir zu beschreiben die Güte hatte, wesentlich in Folgendem besteht:

„Der entkleidete Kranke wird, bei verzweifelten Fällen in eine ganz trockne, oder gewöhnlich in eine halb mit Wasser von 27° R. gefüllte Badewanne gesetzt, so dafs ihm jedenfalls das Wasser nur bis an die Brust reicht, diese aber, und wo möglich noch die epigastrische Gegend frei bleibt. Sodann werden aus mäfsiger Höhe, successiv über Kopf, Rücken und Brust aus grofsen Töpfen, später aus Eimern, drei bis vier Eimer eiskalten Brunnenwassers (bei Kindern weniger) übergossen, und dabei aus grofsen Töpfen Anwürfe an Brust und Magengegend mit eiskaltem Wasser gemacht, die so stark seyn müssen, dafs der Kranke fast davon zurückgeworfen wird. Er wird hierbei zu beiden Seiten von Wärtern an den Armen im Bade fixirt; man stellt sich einige Schritte vom Fufsende der Wanne, und wirft nun mit Kraft in horizontaler Richtung das Wasser an den Körper an, wozu ein bis zwei Eimer Wasser verbraucht werden. Nachdem dies rasch hintereinander geschehen, wird der Kranke herausgehoben und in bereit gehaltene erwärmte wollene Decken eingehüllt. Gleich darauf werden eiskalte Umschläge, von in Wasser getauchten und ausgedrückten Handtüchern, Servietten u. dgl. auf Kopf, Brust und Unterleib gelegt, die fortwährend kalt erhalten werden, und die Füfse mit heifsen nassen Tüchern eingewickelt, die ihrerseits fleifsig gewechselt werden müssen. — Die Sturzbäder werden, nach Umständen, von zwei bis vier Stunden wiederholt, die kalten Umschläge Tag und Nacht fortgesetzt, bis der verlorne Puls oder der ganz gesunkene sich wieder herstellt und hebt, die livide Farbe der Haut sich mehr und mehr verliert, und ein peripherisches Leben wieder hervortritt.

Den Kranken wird kaltes Wasser, oder wenn sie es wünschen, kaltes Bier zum Getränk nach Belieben gereicht. Bei stockender Darmexcretion werden kalte Klystiere von gleichen Theilen Wasser und Essig, zuweilen mit Salz geschärft, verordnet. — Der innere Gebrauch von Arzneien fällt hierbei weg." *) —

Auf diese Weise wurden im Monat November vor. J. 20 Kranke, verschiedenen Alters und Geschlechts, wovon 18 von der asphyctischen, 2 von dem höheren Grade der eccritischen Cholera befallen waren, behandelt. Neun wurden geheilt, eilf starben, demnach ein Genesungsverhältnifs von 45 Proc., welches als ein sehr günstiges betrachtet werden mufs.

Zwei dieser Kranken gaben mir die Gelegenheit, die asphyctische Form vom Momente ihrer

*) Man vergleiche, um sich vollständig hierüber zu belehren, die vor einiger Zeit erschienene gediegene Schrift: *Die Behandlung der asiatischen Cholera durch Anwendung der Kälte, physiologisch begründet und nach Erfahrungen am Krankenbette dargestellt von Dr. J. L. Casper. Berlin* 1832.

Entwicklung an zu beobachten. Der eine, 21 Jahr alt, von kräftigem Körperbau, war in einem Exceſs der Trunkenheit nach der Anstalt gebracht worden, und blieb, nachdem er auf Anwendung eines Sturzbades in einen gesunden Schlaf verfallen war, noch 36 Stunden im Cholerasaal, um genauer beobachtet zu werden. Schon den Tag zuvor äuſserte er seine Besorgniſs, von der Cholera befallen zu werden, dann entstellte sich sein Gesicht; Kälte, Lividität und Pulslosigkeit traten ein, die Runzeln entwickelten sich — es wurde ein Brechmittel gereicht, ohne günstige Wirkung; nun wurde er im lauen Wasserbade kalt begossen, erhielt kalte Umschläge auf Brust und Bauch, heiſse um die Füſse, und war nach 10 Affusionen vollkommen hergestellt. — Der andere, 39 Jahr alt, trat auf der Straſse zu mir heran, und fragte mich wegen eines seit zwei Tagen anhaltenden Durchfalles um Rath. Die Züge der asphyctischen Cholera waren schon entwickelt, ich schickte ihn sofort nach dem Hospital, wo sich die Form binnen wenigen Stunden vollkommen ausbildete. Vor meiner Ankunft war bereits ein Camphorklystier in Gebrauch gezogen; die Krankheit schritt ohne Unterbrechung fort, es stellte sich ein mussitirendes Delirium ein; jetzt nahm ich zu den Affusionen meine Zuflucht, und nachdem sieben, zweistündlich eine, in Gebrauch gezogen waren, erfolgte die Genesung, welche durch die Eruption eines groſsen Carbunkels zwischen den Schultern etwas hingehalten wurde. Zwei Knaben, 7 und 13jährig, fast hoffnungslos erkrankt, gaben ebenfalls einen evidenten Beweis von der trefflichen Wirkung der kalten Begieſsungen. Der eine wurde nach 19, der andere nach 40 Affusionen wieder hergestellt. — Eine besonders günstige Wirkung zeigten die Anwürfe des kalten Wassers an die Magengegend und an den Rücken, indem sie sehr oft augenblicklich Erbrechen hervorbrachten, und dadurch den Zustand der Kranken erleichterten.

Von den eilf Asphyctischen, welche durch die Anwendung der Kälte nicht gerettet wurden, starb nur 1, eine 35jährige Frau an dem consecutiven Typhus. Von den übrigen 10 bekámen 8 schon in den ersten Stunden nach Anwendung der Affusionen *blutige Stühle*, und waren somit unrettbar dem Tode verfallen *). Diese Frequenz einer im Allgemeinen seltneren Erscheinung, da das Verhältnifs der Cholerakranken mit sanguinolenten Darmausleerungen zu den übrigen in meinem Hospitale sich ungefähr wie 1 : 20 gestaltete, ist nach meiner Meinung nicht zufällig; und es sind mir später noch zwei Beispiele bekannt geworden, wo ebenfalls bald nach den kalten Affusionen und Umschlägen die Hämorrhagie zum Vorschein kam.

Dieser Umstand lehrt uns mindestens Vorsicht, und überhaupt bedarf es noch einer längeren Erfahrung, um über den Werth dieser Methode ein entsprechendes Urtheil zu fällen. Mir scheint das Wirksame hauptsächlich die Erschütterung zu seyn, daher ich auch die Affusionen für das wichtigere halte, und ihnen das Meiste zuschreibe. Ob die kalten Umschläge auf Kopf, Brust und Bauch auch ohne Uebergiefsungen wirksam sind, ist noch nicht hinreichend ermittelt, daher über ihren Antheil am Gelingen der Kur bis jetzt der Kritik noch nicht genügt werden kann.

*) Diese prognostische Bedeutung der blutigen Stuhlgänge in der Cholera habe ich zuerst festgesetzt, und Herr Dr. *Casper* u. a. haben sie stets bestätigt gefunden.

Von den *Blutentleerungen* habe ich bisher geschwiegen, weil ein Paar Fälle ausgenommen, wo in leichteren Graden der eccritischen Cholera Nebenumstände ihre Anwendung erforderten, ich niemals eine günstige Wirkung davon gesehen habe, und auch nicht sehen konnte, da von einer Unze Blut, welche man mit der gröfsten Mühe aus der Vene herauspreſst, in dieser Krankheit, zumal in der asphyctischen Form nichts zu erwarten ist. Die örtlichen Blutentziehungen, an der Stirn oder in der Nähe der Kieferwinkel, haben sich bei Kindern, deren Gehirn im Cholera-Anfall meistens afficirt ist, als Unterstützungsmittel der Kur wirksam gezeigt.

Ein desto entschiednerer Werth kommt den allgemeinen Blutentleerungen in

III. Behandlung der Cholera-Nachkrankheiten,

besonders der das Gehirn betreffenden, zu. Hier leistet die Venaesection, bei den ersten androhenden Merkmalen sofort in Gebrauch gezogen, das meiste. Oft nahm ich schon dazu meine Zuflucht, wenn des Kranken subjektive Empfindung von seinem Befinden in einem grellen Widerspruch mit der vorhergegangenen Krankheit und den übrigen Erscheinungen stand, sobald er mir eine ungehörige Euphorie mit verändertem lauten Klang der Stimme lobte. Die Injection der *Conjunctiva*, die Röthe des Gesichts, die Hitze der Stirn, die Trockenheit der Zunge sind noch dringendere Anforderungen; — werden sie nicht beachtet, wird dieser Zeitpunkt unbenutzt vorübergelassen, oder zum Miſsbrauche von Reizmitteln verwandt, so ist in der Mehrzahl der Fälle der tödtliche Ausgang unvermeidlich. Bildet sich aber trotz frühzeitigen und reichlichen

Aderlasses dennoch das Cerebralleiden aus, so lasse man sich weder durch die in den Zügen der Krankheit ausgedrückte und scheinbare Schwäche, noch durch die eingeführte Benennung Typhus von der Wiederholung des Aderlasses abschrecken, denn wer bei Sectionen von der Blutüberfüllung des Gehirns, besonders der, auf der Basis gelegenen Organe, der Varolsbrücke, des verlängerten Marks u. s. f. in solchen Fällen Zeuge gewesen, wird niemals die Anwendung, wohl aber die Versäumnifs der Blutentleerungen bereuen. Die örtlichen müssen den allgemeinen zu Hülfe genommen werden, besonders die blutigen Schröpfköpfe an Hinterhaupt und Nacken. Kalte Fomentationen des Kopfes, kalte Uebergiefsungen des Kopfes und Rückens in lauwarmem Bade, Vesicatorien zwischen den Schultern, Sinapismen und heifse Umschläge um die Füfse, der Gebrauch des Calomel in Verbindung mit Rheum, um die gewöhnlich vorhandene Obstruction zu heben, der Essig oder Asa-foetida-Klystiere um noch kräftiger — auf den Darm abzuleiten; — diese Mittel, nach Umständen modifirirt, haben sich mir in den Fällen, wo ich diese gefährliche Nachkrankheit der Cholera zu bezwingen im Stande war (unter 55 Siebenzehn), als die bewährtesten erwiesen.

Ob der typhöse Consecutivzustand verhütet werden könne, ist eine Frage, deren Beantwortung, nach den bis jetzt vorliegenden Thatsachen, negativ ausfällt. Selbst die kalte Behandlung der Cholera ist nicht im Stande ihn abzuwenden, obgleich er, nach angestelltem Vergleiche, hier seltner sich ausbildet, daher es angerathen seyn möchte, auch in der eccritischen Form, selbst in deren leichterem Grade, von Anfang an kalte Fomentationen des Kopfes in Gebrauch zu ziehen.

Bei den secundären Darmaffectionen, congestiver und entzündlicher Art, reichen im Durchschnitt die örtlichen Blutentleerungen aus, und nur in seltnen Fällen, wo ein allgemeiner Turgor einen schnellen Collapsus erforderlich machte, schritt ich zum Aderlafs. Die Application der Blutegel, in gehöriger Zahl, mufste öfters 2 — 3 mal binnen 24 Stunden wiederholt, und durch lauwarme Bäder, durch den Gebrauch von Emulsionen, Calomel u. s. f. in ihren Wirkungen unterstützt werden.

Gegen zurückbleibende biliöse Diarrhöen zeigen sich Säuren und bittere adstringirende Stoffe, *Cascarilla*, *Columbo*, wirksam.

IV. Diätetische Hülfsmittel.

Reine Luft im Kranken- und Genesungszimmer, von + 16° R., ist ein Haupterfordernifs. Demnächst bedarf es einer höchst sorgfältigen Wartung des Kranken, so dafs der Wärter denselben kaum verlassen darf; daher in jedem Cholera-Hospital für eine grofse Zahl von Krankenwärtern gesorgt seyn mufs, um dieselben theils durch Abwechslung im Dienste bei den Kranken und Reconvalescenten, theils durch Gestattung der nothwendigen Ruhe in abgesonderten Räumen, vor dem Erkranken selbst zu schützen. Dem Kranken sagt eine mit dem Kopf erhöhte Lage am besten zu. In der Convalescenz gestatte man den vorsichtigen Genufs des Weins, kräftiger Brühen, und leichtnährender Stoffe, Sago, Reis, weifses Fleisch u. s. f., besonders sorge man aber für Vermeidung aller Gemüthsaffecte. Ich sah leider bei einem genesenden Kranken den Tod in Folge eines heftigen Aergers mit einem Wärter nach wenigen Minuten apoplektisch eintreten, und den ebenfalls eine gute Prognose gestattenden Nachbarkranken durch den hierdurch verursachten Schreck in eine tödtliche *Phrenitis* verfallen.

V. Behandlung der Prodromalzufälle der Cholera.

Hier kommt alles darauf an, das erkrankende Abdominal-Nervensystem durch einen starken Eindruck umzustimmen, und den, von der Natur selbst fast immer eingeleiteten Trieb nach der Peripherie zu unterstützen. Wir besitzen ein Mittel, welches diesen beiden Indicationen genügt, das *Emeticum*, am passendsten *Ipecacuanha*, dessen Wirkungen überraschend sind, indem die Prodromal-Diarrhöe, mit dem Angstgefühl in der epigastrischen Gegend und den schmerzhaften Contractionen der Wadenmuskeln sofort aufhört, oder bei dem sich nun einstellenden Schweifse bald verliert. Nur bei plethorischen Individuen habe ich es für nöthig gefunden, den lästigen Empfindungen von Angst, Beklemmung und Druck in der Brust durch eine reichliche Venaesection zu begegnen. Der Schweifs, bei dessen Ausbruch sich der Kranke sehr erleichtert fühlt, wird durch warmes Getränk und Einhüllen in wollene Decken, zumal des behaarten Theils des Kopfes, am besten befördert. Unter den Arzneien verdienen die Ammonium-Präparate, der *Spirit. Minder.*, der *Liq. Ammon. succ.* den Vorzug. Sollte die Diarrhöe dessen ungeachtet fortdauern, so ist, nebst einer sorgfältig regulirten Diät, der Gebrauch der Mineral-Säuren, besonders der Salzsäure, zu 10—15 Tropfen in einem schleimigten Vehikel zu empfehlen.

Es besteht demnach ein wesentlicher Unterschied je nach dem Zeitpunkte, in welchem man die Behandlung der Cholera übernimmt. Die Nichtbeachtung dieses Umstandes hat den schädlichsten

Mifsgriff zur Folge gehabt, die Anwendung einer gewaltsam gesteigerten diaphoretischen Methode in der ausgebildeten Krankheit, während diese, innerhalb gehöriger Schranken, nur in der Entwicklungsperiode der Cholera, wo die Blutstagnationen in den Centralorganen noch nicht zu Stande gekommen sind, förderlich seyn kann.

MIX

Papier | Fördert gute Waldnutzung

FSC® C083411

Zeitfracht Medien GmbH
Ferdinand-Jühlke-Straße 7
99095 Erfurt, Deutschland
produktsicherheit@kolibri360.de